DE

L'OVARITE AIGUË

PAR

Pierre MERLOU,

Docteur en médecine de la Faculté de Paris.

PARIS

OCTAVE DOIN, LIBRAIRE-EDITEUR

8, PLACE DE L'ODÉON.

1877

DE

L'OVARITE AIGUË

PAR

Pierre MERLOU,

Docteur en médecine de la Faculté de Paris.

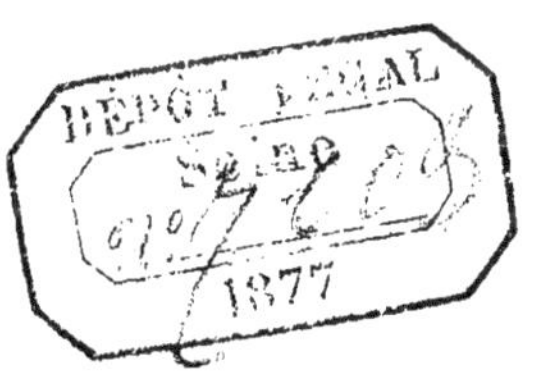

PARIS

OCTAVE DOIN, LIBRAIRE-EDITEUR

8, PLACE DE L'ODÉON.

—

1877

DE

L'OVARITE AIGUË

HISTORIQUE.

Les maladies de l'appareil génital de la femme ont de tout temps été la source de discussions et de controverses nombreuses. Mais de tout temps aussi un point a toujours paru hors de litige, c'est le rôle prédominant de l'utérus dans ces manifestations morbides. Le retentissement général des lésions génitales sur l'ensemble de l'organisme de la femme, leurs conséquences sur son système nerveux n'étaient pas ignorés des anciens ; mais c'est toujours l'utérus qu'on regardait comme le seul coupable. *Propter uterum mulier condita*, dit Hippocrate. *Propter solum uterum mulier est id quod est*, dit Van Helmont. Le mot *hystérie* indique bien que c'est à la matrice (υστερον) qu'on rapportait la cause de tous les troubles nerveux qui caractérisent cette névrose.

Cet exclusivisme s'explique d'ailleurs très-naturellement par l'ignorance où l'on était des véritables fonctions de l'utérus et de ses annexes, et de la part qui devait être faite à chacun dans ces fonctions. L'anatomie et la physiologie des ovaires étaient absolument inconnues. Vesale, puis Fallope, Riolan avaient bien décrit les vésicules ovariennes; mais ils les considéraient comme des hydatides. Harvey émit alors cet aphorisme fameux : *Omne animal ex ovo*, et l'attention était dirigée vers l'étude de cet œuf des mammifères, qu'il avait admis d'intuition, mais qu'on n'était pas parvenu à isoler. Van Horne (1) reprit cette idée que Regnier de Graaf devait formuler et soutenir quelques années plus tard. Mais outre que l'opinion de de Graaf fut repoussée unanimement, les rapports entre l'existence de ces œufs et la menstruation n'étaient pas établis, et par suite le rôle de l'ovaire restait ignoré. Il faut arriver jusqu'en 1827 pour voir un peu de lumière se faire sur ces questions, grâce au travail de de Baër, — *Epistola de ovi animalium et hominis genesi.* — Dès lors, les travaux de Coste, de Pouchet, de Négrier, d'Otto Schrœne, de Sappey, etc., ont établi d'une manière irréfutable l'importance fonctionnelle de l'ovaire dans la vie de la femme (2).

A mesure que l'anatomie et la physiologie de l'ovaire étaient mieux étudiées et mieux connues, les idées se modifiaient sur la place qui devait être donnée à cet organe dans le système génital de la femme. Dès 1844, M. Chéreau, dans son mémoire sur les maladies de l'ovaire, écrivait : « Dans l'espèce humaine, la grande

(1) Van Horne. Prodromus observationum circa partes genitales in utroque sexu. Leyde 1668.

De Graaf. Leyde 1672.

(2) Coste. Recherches sur la génération des mammifères. Paris 1834.

Pouchet. Théorie de l'ovulation spontanée. Paris 1847.

Négrier. Recherches anatomiques et physiologiques sur les ovaires dans l'espèce humaine considérés spécialement sous le rapport de leur influence dans la menstruation. Paris 1840.

Otto Schröne. Contribution à l'anatomie et à la physiologie de l'ovaire des mammifères (Leitschrift für Wissenschaftl Zoologie 1863).

Sappey. Recherches sur la structure des ovaires (Comptes-rendus de l'Académie des sciences 1865).

fonction de la génération a pour instruments deux ordres d'organes bien distincts ; organes de reproduction, organes de gestation et de copulation. Dans toute la série zoologique, ces deux ordres d'organes diffèrent beaucoup l'un de l'autre sous le rapport de leur importance physiologique ; les uns existent constamment, les autres peuvent manquer en partie ou même entièrement. Quel que soit l'être organisé, végétal ou animal, l'on observe toujours, à quelques exceptions près, un organe de reproduction, de formation, un ovaire. Le vagin et la matrice sont loin d'exister constamment. Ils ne doivent être considérés que comme des parties annexées aux ovaires, destinées à contenir le germe et à lui donner issue..... Au lieu de décrire les ovaires et les trompes comme des dépendances de la matrice, il est plus rationnel et plus philosophique de dire que ce dernier viscère est annexé ou ajouté aux ovaires et aux trompes (1). »

Ce rôle prépondérant de l'ovaire étant reconnu, il était naturel et logique de chercher dans ses altérations l'explication des troubles morbides rapportés jusqu'alors exclusivement à l'utérus, l'importance pathologique d'un organe devant se mesurer, ce semble, à son importance physiologique.

Déjà quelques tentatives avaient été faites dans ce sens. Kruger, de Gœttingue, avait essayé, en 1782, de donner une description en même temps qu'une classification systématique des maladies de l'ovaire (2). M. Chéreau cite encore Clarus de Leipzig (1812), P. Franck

(1) Chéreau. Mémoire pour servir à l'histoire des maladies des ovaires. Paris 1844, p. 1 et 2.

(2) Kruger. Dissertatio inaug. sistens pathologiam ovariorum muliebrium. Gœttingen 1782.

(1818), Murat (1819), comme ayant rapporté quelques faits intéressants à ce point de vue. Mais le travail le plus important, dans cette période qui précède la connaissance du rôle physiologique de l'ovaire, est celui du Dr Seymour, publié en Angleterre en 1830 (1). En quelques pages, cet auteur donne une description complète de l'ovarite. Il signale la prédisposition de l'ovaire à l'inflammation; il s'étonne que le stroma lâche qui lui sert de charpente ne soit pas enflammé plus souvent qu'on ne l'indique ordinairement. Il suppose que les abcès qu'il y a observés pourraient bien être des vésicules de de Graaf enflammées : il dit avoir vu des ovisacs tuméfiés, distendus par du sang noir ou rouge.

En 1835, Lowenhardt, en Allemagne, étudie surtout l'ovarite au point de vue clinique (2). Il admet deux périodes dans la vie de la femme où les ovaires sont plus susceptibles de s'enflammer, l'une aussitôt avant, pendant ou après l'apparition des règles, l'autre immédiatement après l'accouchement ou à la suite d'un avortement. Les symptômes, dit-il, ne sont pas toujours les mêmes; ils sont plus ou moins modifiés suivant les organes voisins atteints en même temps. L'inflammation aiguë de l'ovaire existe souvent, surtout après l'accouchement, sans participation des organes qui l'avoisinent : elle peut rester distincte un certain temps, mais les parties périphériques ne tardent pas à être envahies.

En France, à cette époque, Dugès et Boivin déclaraient au contraire que le cancer était la plus impor-

____

(1) Seymour. On diseases of the ovaria. London 1830.

(2) Lowenhardt. Diagnostich praktische Abhandlungen aus dem Gebiete der Medecin und Chirurgie dusch Krankeitsfalle erläntert. Prensow 1835.

tante des maladies de l'ovaire; ils doutaient de l'existence de l'ovarite aiguë, en dehors de la puerpéralité, et regardaient la forme chronique comme excessivement rare (1).

Pour la première fois, en 1840, Négrier d'Angers chercha à établir sur les nouvelles données physiologiques de l'ovulation une forme d'ovarite, qu'il décrivit sous le nom de *vésiculite* (2). Lowenhardt, comme nous l'avons dit, avait déjà signalé l'époque des règles comme une des conditions favorisant le développement de l'ovarite. Négrier indiqua, dans ce premier mémoire, ce qu'il développa plus longuement dans un deuxième travail, que le processus de l'ovulation peut devenir inflammatoire. — « Les altérations des vésicules, dit-il, sont incomparablement plus fréquentes que celles du parenchyme de l'ovaire. Ces altérations ont une cause prochaine commune qui consiste dans un arrêt de développement. Cette suspension de l'évolution vésiculaire peut déterminer un véritable avortement des vésicules. L'avortement complet peut être l'occasion d'une inflammation avec suppuration qui entraîne des conséquences graves. » Et ces conséquences, c'est la phlegmasie péri-utérine ou le phlegmon du ligament large. L'auteur résume, en effet, ainsi qu'il suit, les lésions de la vésiculite : « On peut réunir, sous le nom de *vésiculite :* 1° L'inflammation de la vésicule de de Graaf ; 2° celle de la partie de la coque ovarienne et du péritoine qui l'enveloppent ; 3° l'inflammation de la séreuse pelvienne environnante, ce qui donne la raison des différents degrés d'intensité

(1) Dugès et Boivin. Traité pratique des maladies de l'utérus et de ses annexes. Paris 1833.

(2) Négrier. Loc. cit. Paris 1840. Recueil de faits pour servir à l'histoire des ovaires. Angers 1858.

et de gravité de ces maladies. » Le rôle prédominant se trouve ainsi nettement attribué à l'ovaire, au détriment de l'utérus, dans la genèse des diverses inflammations du petit bassin.

A partir de 1840, cette opinion est celle que cherchent à faire prévaloir la plupart des auteurs qui ont écrit sur ce sujet. Le remarquable mémoire de Chéreau (1) établit la rareté des abcès de l'ovaire, la fréquence relative des formes moins aiguës de l'ovarite, la fréquence des lésions péritonéales consécutives ou simultanées. Le deuxième travail de Négrier d'Angers (1858) ajoute de nouveaux faits à ceux qu'il avait décrits en 1840. Aran, frappé de l'existence presque constante de l'ovarite et de la salpingite dans les cas de pelvi-péritonite, lui attribue le rôle principal dans les lésions du système utérin.

« Il y a plus que de l'exagération, dit-il, à vouloir, comme on l'a fait dans ces derniers temps, localiser d'une manière presque générale les troubles du système utérin dans l'utérus proprement dit. Il est incontestable que souvent, très-souvent même, la lésion de l'utérus est ou purement secondaire ou tout à fait insigniliante, alors qu'il existe des altérations bien autrement graves dans les trompes et surtout dans l'ovaire. Il convient donc de restituer à l'ovaire dans la pathologie utérine une place que son importance physiologique aurait dû lui assurer, et que les difficultés d'en constater les lésions l'ont probablement empêché d'obtenir (1). »

Cette prédominance de l'ovarite dans la pathologie pelvienne est encore signalée et étudiée par M. Siredey

---

(1) Chéreau. Loc. cit. 1844.

(2) Aran. Leçons cliniques sur les maladies de l'utérus et de ses annexes. Paris 1858-1860, p. 95.

et par MM. Bernutz et Goupil (1). M. Gallard (2), tout
en reconnaissant la rareté de l'inflammation de l'ovaire
à l'état d'isolement et de simplicité, n'hésite pas cependant à séparer l'ovarite des autres phlegmasies péri-utérines. Dans la deuxième édition du traité de M. Courty,
on trouve une description complète de l'ovarite d'après
les différents auteurs que nous avons cités (3). — « On
ne sera pas surpris, dit M. Courty, que les maladies des
ovaires, et en particulier leur inflammation, retentissent
plus encore que celles de l'utérus, et quelquefois d'une
manière très fâcheuse, non-seulement sur l'appareil génital, mais sur l'organisme entier. » Enfin, M.Scaglia (4)
rapporte et résume dans sa thèse les différents faits d'ovarite épars dans les auteurs.

Depuis lors, aucun travail nouveau n'a paru en France
sur ce sujet. Les recherches ont porté sur un autre point
de la pathogénie des inflammations du petit bassin, sur
le développement de la lymphangite et de la lymphadénite circumutérines comme cause des phlegmons des
ligaments larges. Nous aurons lieu de revenir sur ce point
à propos du diagnostic de l'ovarite.

En Angleterre, malgré la remarquable description de
Seymour, l'existence de l'ovarite à l'état de simplicité
ne fut pas admise sans contestation. Ashwell (5), en

(1) Siredey. Fréquence des altérations des annexes dans les affections
dites utérines. Th. Paris 1860.

Bernutz et Goupil. Clinique médicale sur les maladies des femmes.
1862.

(2) Gallard. Gaz. des hôp., juillet, août et octobre 1869. — Leçons cliniques sur les maladies des femmes. 1873, p. 708 et suiv.

(3) Courty. Traité pratique des maladies de l'utérus et de ses annexes
1872, p. 561 et suiv.

(4) Scaglia. Des différentes formes de l'ovarite aiguë. Th. Paris 1870.

(5) Ashwell. A practical treatise of the diseases peculiar to women.
London 1845.

Merlou.   2

1845, regardait l'ovarite aiguë comme inséparable de la
püerpéralité. Fletwood Churchill (1851) croit que l'inflammation des vésicules de de Graaf est rare et sans
symptômes. Pour le Dr Rigby (1), tous les faits décrits
sous le nom d'ovarite ne sont que des cas de déplace-
ment de l'ovaire. Pour le Dr West, ce ne sont que des
névralgies. — « Messieurs, dit ce dernier, éparguez-
vous la peine de discuter la question : je pense que
douleur ovarique veut dire simplement névralgie. Irritation est un mot trop fort : ce n'est rien de plus que
l'élément douleur, cet élément feu follet qui a poussé
tant d'hommes à se laisser entraîner dans les stériles
régions de la théorie (2). »

En opposition avec ces auteurs, Edw. Tilt soutenait
dès 1850 la haute importance pratique de la pathologie
de l'ovaire. Il regardait l'ovaire comme un centre d'inflammation : et pour lui toute la pathologie pelvienne
est dominée par les troubles de l'ovulation (3). Voici
comment il résume ses idées dans un travail lu en 1874
à la Société d'obstétrique de Londres (4).

— « De toutes les inflammations de l'ovaire, celles
qui entraînent la destruction complète de l'organe sont
très-rares, tandis que les plus communes et les plus im-
portantes se rattachent à une maladie qu'on peut appeler
ovarite subaiguë ou chronique. — En général les maladies pelviennes chez la femme dérivent d'un trouble
de l'ovulation. La pelvi-péritonite dépend habituellement de l'ovarite. — Du sang tombe fréquemment de

(1) Rigby. Ovarian inflammation. British and foreign medical review,
vol. II, p. 527.
(2) West. On diseases of women. London 1856.
(3) Tilt. On uterine and ovarian inflammation. London.
Transactions of the obstetrica()γl Society of London. 1874, vol. XV.

l'ovaire ou de l'oviducte dans la cavité pelvienne. — Une ovarite subaiguë cause et entretient souvent la métrite. — L'ovarite subaiguë, entraîne souvent des troubles variés et importants de la menstruation. »

A ce dernier point de vue, Tilt admet trois variétés d'ovarite subaiguë, aménorrhéique, dysménorrhéique, ménorrhagique, variétés qui, d'après M. Courty, sont de simples irrégularités de la fluxion cataméniale sans inflammation.

En résumé, on le voit, l'ovarite est arrivée peu à peu à se faire une place dans la pathologie utérine. Mais si cette place ne lui est plus contestée par la plupart de ceux qui écrivent sur les maladies des femmes, la majorité des médecins ne peut se défendre d'un certain scepticisme à l'égard d'une maladie qui, pour beaucoup, se confond d'une manière inséparable dans l'ensemble des inflammations péri-utérines. Ce septicisme tient à deux causes ; d'abord à la difficulté du diagnostic de l'ovarite qui, dans certains cas, il faut le reconnaître, ne peut être démontrée que par l'examen microscopique, et ensuite à la rareté de ces examens *post mortem*, rareté telle que les relations soigneusement faites d'autopsie d'ovarites peuvent être facilement comptées. Cette rareté s'explique d'ailleurs par ce fait que l'ovarite puerpérale entraîne seule en général la mort, et que, la plupart du temps, dans ces cas, la désorganisation de l'ovaire est si complète qu'on ne peut guère que la signaler sans chercher à l'expliquer.

C'est donc sur ces deux points, *Anatomie Pathologique* et *Diagnostic*, que nous insisterons plus particulièrement dans notre travail. Nous nous aiderons surtout dans notre description anatomo-pathologique de deux remarquables observations recueillies dans le service de M. Gallard par MM. Bouveret et Darolles, internes des hôpitaux, et publiées dans les *Annales de Gynécologie*.

ÉTIOLOGIE.

M. Chéreau admet trois formes d'ovarite aiguë, l'ovarite puerpérale. l'ovarite essentielle et l'ovarite symptomatique. D'autre part on a décrit comme autant de variétés distinctes, une ovarite blennorrhagique, une ovarite rhumatismale, une ovarite ourleuse, une ovarite menstruelle : nous ne parlons pas des ovarites chronique, syphilitique, tuberculeuse, scrofuleuse, etc... Est-il nécessaire de faire de toutes ces ovarites des espèces distinctes ? Faut-il admettre que chacune de ces causes développe dans l'ovaire des modifications particulières, des lésions propres qui justifient la création d'une variété d'inflammation ? Evidemment non : et nous verrons tout à l'heure que l'anatomie pathologique ne pourrait sanctionner de semblables divisions. On peut cependant conserver ces dénominations comme servant à désigner de simples catégories étiologiques.

De toutes ces ovarites, l'ovarite cataméniale et l'ovarite puerpérale sont celles qu'on observe le plus fréquemment. L'ovarite puerpérale reconnaît les mêmes causes que les phlegmons des ligaments larges ou les autres inflammations utérines ou péri-utérines qui succèdent à l'accouchement, les imprudences, les fatigues, les manœuvres obstétricales. Les avortements rentrent dans le même ordre de causes.

L'ovarite cataméniale et les troubles de la menstruation se correspondent d'une manière telle qu'il est difficile de se rendre bien compte du rapport étiologique qui existe entre ces deux ordres de faits. Pour les uns, c'est l'ovarite qui détermine les troubles menstruels : on a vu que Tilt décrivait trois formes différentes, suivant que l'ovarite produisait un simple dérangement du flux sanguin, ou bien sa suppression complète, ou bien au contraire son exagération. Pour les autres, c'est l'irrégularité menstruelle qui détermine l'irritation et l'inflammation de l'ovaire. Pour M. Courty, les deux états morbides, ovarite et troubles menstruels peuvent exister séparément : ils peuvent succéder l'un à l'autre, le premier au second ou le second au premier ; ils peuvent enfin, en d'autres cas, jouer, l'un par rapport à l'autre, alternativement le rôle de cause et le rôle d'effet.

Ce qui est certain, c'est que les causes déterminantes de l'ovarite agissent surtout au moment des règles, — immédiatement avant, pendant, ou après leur apparition, dit Lowenhardt. — Ces causes sont les excès de coït, le refroidissement, la fatigue, une émotion vive, des chagrins violents, etc...

Se basant sur ce que la congestion physiologique de l'ovaire n'est en quelque sorte que la première étape de l'inflammation, tout en reconnaissant d'ailleurs que cette affection peut se montrer pendant toute la période d'activité sexuelle de la femme, M. Gallard dit que l'ovarite est plutôt la maladie des filles que celle des femmes qui ont eu des enfants, et qui, elles, seraient plus sujettes à la métrite.

Comme l'orchite chez les jeunes garçons, l'ovarite chez les jeunes filles peut être le résultat de la masturbation.

Pour ce qui est de l'influence des émotions et des chagrins sur l'inflammation de l'ovaire, on sait qu'il existe entre le système nerveux et les organes sexuels chez la femme une telle sympathie que les affections cérébrales, par exemple, réagissent sur ces derniers au point d'en anéantir les fonctions. On raconte qu'un très grand nombre de femmes virent leurs règles se supprimer à l'époque de l'entrée des Alliés à Paris en 1814 (1).

Nous n'insisterons pas sur ces causes qui sont d'ailleurs celles qu'on a toujours reconnues comme susceptibles soit de troubler l'évolution normale de la menstruation, soit de produire une irritation d'un quelconque des organes du système génital de la femme. La question est de savoir pourquoi c'est tantôt le col ou le corps de l'utérus qui souffre, tantôt le péritoine ou le tissu cellulaire du petit bassin, tantôt enfin l'ovaire. On pourrait se demander si dans tous ces cas ce n'est pas l'ovaire qui est toujours primitivement en cause, les autres lésions étant seulement consécutives à cette altération première, — tout en admettant d'ailleurs d'une part, qu'il peut exister des métrites ou des inflammations péri-utérines résultant d'autres causes que de l'ovarite, de l'autre, que l'ovarite elle même peut succéder à une inflammation siégeant primitivement dans l'utérus.

Le Dr Cheston de Glocester pense que les symptômes souvent très-intenses que les femmes éprouvent pendant leurs règles reconnaissent pour cause une congestion ou même un état inflammatoire des ovaires. Aran dit de son côté : — « Je n'hésite pas à dire que dans un certain nombre de cas de maladies utérines, les plus douloureuses étaient associées à un état d'ovarite chronique, fait qui jusqu'à présent avait passé inaperçu (1). »

On a vu l'opinion de Tilt. La dysménorrhée n'est pour

(1) Gooch. Practical compend. of midwifery. London 1841.
(1) Aran. Ouvr. cit., p. 602.

lui le plus souvent autre chose qu'une ovarite subaiguë:
la douleur profonde et brûlante ressentie dans la région
de l'ovaire indique une petite ulcération de l'ovaire ou
un léger degré de péritonite autour d'une vésicule dé-
chirée.

Si on songe à la texture éminemment vasculaire, spon-
gieuse, érectile de l'ovaire, au grand développement eu
égard à son volume de ses vaisseaux, artères et veines,
à la part si active qu'il prend à l'orgasme du coït, on com-
prendra facilement de quelle manière agissent les causes
que nous avons signalées. Entre la congestion qui précède
l'hémorrhagie menstruelle et le premier stade de l'inflammation, quelle différence peut-on établir? Bien des
auteurs n'hésitent pas à déclarer que le processus de
l'ovulation est identique dans sa nature à celui de l'inflammation et que souvent il présente des symptômes
qu'on regarde comme caractéristiques de celle-ci (1).
Que faut-il pour que le phénomène physiologique
devienne un processus pathologique? Peu de chose évidemment: et ce peu de chose est tantôt l'abus du coït, au
moment où l'ovaire est en pleine congestion, tantôt une
brusque impression de froid, tantôt une perturbation
morale quelconque.

Nous admettrions donc volontiers la filiation suivante
entre l'ovarite et les troubles menstruels : la menstruation
détermine dans l'ovaire un afflux sanguin qui favorise
le développement d'une inflammation. Cette inflammation
qui, pour ainsi dire, est toujours à l'état naissant, se
développe sous l'influence d'une cause plus ou moins
grave : elle se limite ou s'étend, reste isolée ou se répète

(1) Négrier. Ouvr. cité.
Arthur Favre. Cyclopedia of anatomy and physiology. 1858

à de nouvelles menstruations, et finit par réagir à son tour sur l'ovulation, déterminant des troubles divers, aménorrhée, dysménorrhée ou ménorrhagie.

C'est surtout chez les jeunes filles, au moment où la menstruation s'établit, que l'on voit ces phénomènes se produire, ou bien à l'approche du mariage, sous l'action d'une excitation génésique anormale, résultat d'une imagination trop vive et trop hâtivement sollicitée, ou enfin à la suite des premiers coïts, immédiatement répétés au moment des règles.

A côté de ces causes proprement ovariennes, il faut ranger les causes qu'on pourrait appeler utéro-vaginales, et qui produisent l'ovarite probablement par propagation inflammatoire. Nous citerons la métrite et la salpingite, les opérations chirurgicales sur le vagin ou sur le col, la blennorrhagie.

Comment peut se faire la propagation dans ces cas? C'est plutôt une péritonite qui devrait résulter et qui résulte en effet le plus souvent de l'extension de l'inflammation de l'utérus à la trompe et au pavillon. L'ovaire n'est nullement en continuité de tissu ou de texture avec ces organes: il n'est en rapport avec eux que par l'intermédiaire de son enveloppe péritonéale. La propagation est donc plus difficile à expliquer de l'utérus et de la trompe à l'ovaire, que de l'urèthre et du canal déférent à l'épididyme. Cependant l'inflammation a été constatée à la suite de cautérisations du col (1), et à la suite de vaginite blennorrhagique. D'ailleurs la salpingite et l'ovarite marchent d'ordinaire de compagnie. « L'inflammation de la trompe, dit M. Gallard, accompagne presque

(1) Leteinturier. Th. Paris 1872. — Danger des opérations pratiquées sur le col de l'utérus.
Leroy d'Etiolles. Gaz. méd. 1840.

forcément dans l'immense majorité des cas l'inflammation de l'ovaire (1). »

Pour ce qui est de la blennorrhagie, on a proposé d'expliquer son extension à l'ovaire par une sorte de métastase analogue à celle qu'on a supposée de l'urèthre au testicule chez l'homme.

Du reste, il faut le dire, la fréquence de l'ovarite blennorrhagique est fort discutée. Si M. Bernutz pense qu'elle est aussi fréquente chez la femme que l'orchite de même nature chez l'homme (2), M. Alph. Guérin (3) au contraire déclare que l'ovarite est la plus rare des complications de la blennorrhagie. Enfin on a pensé qu'il y avait peut-être plus souvent simple salpingite qu'ovarite, de même que l'épididymite est bien plus fréquente que l'orchite proprement dite.

Un troisième ordre de causes détermine, rarement il est vrai, l'inflammation de l'ovaire par un processus ignoré qu'on a attribué, comme certains pour l'ovarite blennorrhagique, à des phénomènes métastatiques. C'est ce qui a été désigné sous le nom d'ovarite *ourleuse*. Ces ovarites ont été signalées soit dans le cas de parotidites spontanées ou oreillons, soit dans le cas d'amygdalites. M. Gallard dit n'avoir jamais vu un seul cas d'alternance entre l'inflammation des parotides ou des amygdales et des ovaires. Cependant

(1) Gallard. Loc. cit., p. 710.
(2) Bernutz et Goupil. Ouvr. cit., p. 101.
(3) Alph. Guérin. Maladies des organes génitaux externes de la femme, p. 348. Paris 1864.
Voir aussi :
Ricord. Addition au traité de la syphilis de Hunter, t. I, p. 237. — Library of medecine, t. IV, p. 347. Obs. de Fergusson et Simpson.
Bouraud. De l'ovarite blennorrhagique. Th. Paris 1847.
Méric. Medical times 1863.
Vidal de Cassis, t. V, p. 792.

on trouve des exemples non douteux dans divers auteurs de métastase sur les ovaires dans le cours d'oreillons (1). Pour les métastases dans les cas d'angines, les faits sont plus rares. Le Dr P. James, qui a signalé le premier le fait, dit en avoir observé plusieurs exemples : mais il n'en cite qu'un (2). On en trouve un autre du Dr Edw. Gray dans le *Medical Times* de 1860 (3).

Le Dr James pense que si cette corrélation n'a pas été plus souvent observée, c'est que l'attention est absorbée par les symptômes de l'angine. On considère, dit-il, le lumbago comme un symptôme de l'amygdalite. Qu'on y regarde de plus près, et on verra qu'il s'agit d'une douleur partant de l'ovaire et s'irradiant dans les lombes. Si la femme n'accuse que la douleur de reins, cela tient, d'après M. P. James, à un sentiment de pudeur qui lui fait dissimuler la douleur ovarienne, laquelle est souvent beaucoup plus intense que la douleur lombaire.

Ce rapport entre les inflammations de l'ovaire et des amygdales n'a d'ailleurs rien qui choque l'esprit. On sait que les femmes mal réglées sont sujettes à des angines qui se répètent souvent d'une manière périodique et qui constituent de véritables *angines ménorrhagiques* (4).

(1) Meynet. Obs. d'oreillons suivis de métastase sur les ovaires (Gaz. méd. Lyon 1866).

Bouteillier. Des oreillons et de leurs métastases chez la femme. Th. Paris, 1866.

Rizet. Arch. méd. 1866.

Debize. Th. Paris 1869.

Chéreau. Mém. cité, p. 80.

Scaglia. Loc. cit.

(2) P. James. On sympathy between the tonsils and the ovaries. Méd. times and gaz., sept. 1859.

(3) Edw. Gray. Inflammation of the ovary. Medical times 1860 p. 58.

(4) Jaccoud. Traité de patholog. interne, Tom. II, p. 204 1873.

Si les désordres de la menstruation ne sont pas sans
influence sur les inflammations de l'arrière-gorge, est-il
étonnant que celles-ci réagissent parfois à leur tour sur
les organes de la menstruation? Chez l'homme n'a-t-on
pas signalé aussi une corrélation entre l'arrêt de développement des testicules et l'ablation des amygdales ?

Enfin il existe des causes générales qui ont sur l'ovarite une action plus ou moins certaine. Les unes agissent
directement en produisant une véritable inflammation
spécifique, ce sont le rhumatisme et la variole. Ces ovarites sont fort rares. Par ovarite *rhumatismale*, il faut
entendre en effet, avec M. Gallard, non pas l'ovarite qui
survient à la suite de l'impression du froid, mais une
ovarite se développant chez un sujet rhumatisant concurremment avec d'autres manifestations rhumatismales.
M. Gallard en cite un cas (1). Deux autres ont été observés par Copland (2).

Quant à l'ovarite *varioleuse*, elle a été étudiée par
Béraud et rapprochée par lui de l'orchite varioleuse.
Cette ovarite est bien plus rare que l'inflammation de la
tunique vaginale et du testicule, bien que celle-ci ne
soit pas elle-même d'une constatation bien fréquente.
D'après Béraud, l'ovarite comme l'orchite se produirait
dans le courant de la période d'éruption (3). Le cas que
rapporte M. Gallard (4), est regardé par lui même comme
peu certain.

Parmi les autres causes générales dont on a signalé

(1) Gallard. Ouvr. cit., p. 750.

(2) Copland. Journ. méd. chirurg. de Londres, t. V, 1830. — Dict. of
practical medecine. 1830.

(3) Béraud. De l'orchite et de l'ovarite varioleuses. Arch. de méd.
1859, t. XIII, p. 274 et 557.

(4). Gallard. Ouvr. cit., p. 756.

l'influence sur l'inflammation de l'ovaire, nous ne parlerons pas de la syphilis et du lymphatisme qui détermineraient une ovarite syphilitique et une ovarite scrofuleuse, ovarites essentiellement chroniques, dont nous n'avons point par conséquent à nous occuper. La tuberculose nous arrêtera un peu plus longtemps. « L'inflammation de l'ovaire est assez fréquente chez les phthysiques, dit M. Gallard, pour que l'on ait pu considérer le développement de la tuberculisation pulmonaire comme une des conséquences possibles de l'ovarite. » Cette interprétation paraît erronée à M. Gallard, qui admet, avec raison, il nous semble, un rapport inverse, et pense que c'est la diathèse tuberculeuse qui agit comme cause prédisposante à l'ovarite. La caractéristique de cette ovarite n'est pas, comme pour l'orchite tuberculeuse, la présence de tubercules dans l'ovaire. Si les tubercules sont relativement assez fréquents dans la muqueuse utérine, ils sont fort rares dans le parenchyme ou à la surface de l'ovaire. Ils existent cependant quelquefois sur le péritoine ovarien dans le cas de tuberculose des organes génito-urinaires, surtout chez les enfants (1).

L'ovarite des phthysiques est une inflammation ordinaire, marquée seulement par son peu de tendance à la résolution et son passage à l'état chronique avec ou sans suppuration. Faut-il rattacher à ces lésions inflammatoires les troubles menstruels, dysménorrhée et aménorrhée, qu'on observe d'une manière à peu près constante

---

(1) Cornil et Ranvier. Précis d'hist. path., p 1122.

Brouardel. De la tuberculisation des organes génitaux de la femme. Th. Paris 1865.

Ladmiral. Des altérations du système utérin chez les phthysiques. Th. Paris 1876.

à partir d'une certaine période chez les femmes tuberculeuses ?

Le cancer de l'utérus déterminerait aussi assez souvent une phlegmasie ovarienne sans dégénérescence cancéreuse proprement dite. La forme chronique de cette phlegmasie nous dispense d'y insister. Doit-on la regarder comme l'effet d'une irritation de voisinage, ou bien, de même que dans la tuberculose, comme le résultat de l'affaiblissement général ? Pour éclaircir ce point il faudrait rechercher l'état des ovaires chez les femmes atteintes de cancer du sein, de l'utérus ou de quelque autre organe.

Enfin, toutes les causes de débilitation organique, la chloro-amémie, la mauvaise nourriture, une habitation insalubre, les veilles prolongées de la femme du monde que réclament le spectacle et le bal, comme de l'ouvrière qui passe la nuit à son travail, toutes ces conditions sont autant de circonstances qui prédisposent l'ovaire à se laisser atteindre plus facilement par les causes déterminantes que nous avons indiquées plus haut.

M. Guibout a beaucoup insisté sur les accidents que peut déterminer chez les femmes l'usage habituel des machines à coudre. Tout en reconnaissant leur influence fâcheuse, M. Gallard (1) trouve le tableau un peu trop assombri. Cependant, la chlorose avec toutes ses conséquences, rachialgie, palpitations, essoufflement, est commune chez les femmes qui emploient la machine à une pédale d'une façon continue : la position assise favorise la stase sanguine dans le bassin et peut provoquer des inflammations génitales. Mais si la machine à une pédale n'a pas d'autres inconvénients, si elle est

____

(1) Gallard. Loc. cit., p. 721.

parfaitement innocente pour une personne qui y tra-
vaille accidentellement, il n'en est pas de même pour la
machine à deux pédales. Cette dernière, en effet, détermine une excitation bien marquée des organes génitaux,
résultant des frottements et des tiraillements exercés
sur la vulve par les mouvements alternatifs d'élévation
et d'abaissement des membres inférieurs. « Cette titilla-
tion, dit M. Gallard, qui, des petites lèvres, s'étend au
clitoris, et qui dure autant que le travail, détermine un
état d'éréthisme permanent de tout le système génital. »
Ces phénomènes ont pu être constatés d'une façon bien
nette sur une malade qui, en 1872, était couchée dans
le lit n° 22 de la salle Sainte-Geneviève à l'hôpital de la
Pitié, et qui travaillait tantôt avec la machine à une pédale et tantôt avec la machine à deux pédales. Or, tandis que la première n'exerçait aucune action sur elle, la
seconde la mettait toujours et inévitablement dans l'état
d'excitation génitale dont nous venons de parler.

ANATHOMIE PATHOLOGIQUE.

Comme nous l'avons dit, les occasions de constater
les lésions de l'ovaire enflammé sont rares. Les cas cités dans le mémoire de Chéreau et surtout la remarquable observation de Scanzoni sont en somme les seuls
faits sur lesquels les auteurs basent leur description
anatomique. Les uns, envisageant surtout l'évolution de
la maladie, rapportent les altérations de l'ovaire à quatre degrés principaux : *congestion, ramollissement rouge,
ramollissement gris* et *fonte putrilagineuse* ou *gangréneuse*.
Les autres, considérant le siége et le point de départ de
l'affection, admettent trois formes d'ovarite, *folliculeuse,
parenchymateuse* et *péritonéale*.

La première division, qui appartient à Chéreau, est
la plus généralement admise. La deuxième, adoptée par
Scanzoni, est plutôt une vue de l'esprit que le résultat
de constatations directes. Le microscope, qui serait surtout appelé à en constater la réalité, n'a pu donner jusqu'à présent que des conclusions contradictoires. Toutefois la division de Chérau, que suivent MM. Courty et
Gallard, n'est pas admise telle quelle par ce dernier.
M. Gallard, en effet, élimine le premier degré, la congestion, qui se confond avec l'état physiologique de l'o-
vaire au moment de la menstruation et qui d'ailleurs
n'a jamais pu être observé à l'autopsie. Il élimine aussi
la fonte gangréneuse comme appartenant exclusivement
à l'ovarite puerpérale dont il fait une espèce à part.

Pour nous, qui décrivons l'ovarite aiguë d'une manière générale, tout en reconnaissant le caractère spécial de la fonte putrilagineuse, nous la conserverons
comme un des modes de terminaison de l'inflammation
de l'ovaire. Quant à la congestion, nous pensons avec
M. Gallard qu'il n'y a pas lieu d'insister sur ce premier
degré, qui existe évidemment dans l'ovarite comme dans
toute autre inflammation, mais qu'il est difficile, en
somme, de séparer de la congestion physiologique. Nous
décrirons donc trois degrés de l'inflammation ovarienne:
ramollissement rouge, ramollissement gris ou *suppuration,
fonte gangréneuse*. Nous laisserons de côté l'induration
qui est une des terminaisons de l'ovarite et qui caracté-
rise son passage à l'état chronique. Tous les auteurs ont
rapproché ces degrés de l'ovarite des périodes de la
pneumonie, hépatisation rouge, hépatisation grise,
gangrène. Mais contrairement à ce que l'on observe dans
la pneumonie, le ramollissement rouge et le ramollissement gris de l'ovaire coexistent le plus souvent. Les

périodes de l'ovarite n'ont pas la netteté et l'exacte délimitation des degrés de la pneumonie. Cette division est au fond presque aussi artificielle que la division en trois formes anatomiques, et l'on a aussi rarement l'occasion de voir le ramollissement rouge isolé de l'ovaire que l'ovarite folliculeuse simple sans mélange d'ovarite parenchymateuse ou péritonéale.

Ce qui est beaucoup plus réel, c'est l'extension constante des lésions aux organes voisins. Pour continuer la comparaison avec l'inflammation du poumon, de même que dans toute pneumonie il y a bronchite et pleurésie, toute ovarite s'accompagne presque forcément de phlegmasie de la trompe, du péritoine d'enveloppe, en même temps que du tissu cellulaire adjacent du ligament large. Dans les cas les plus simples, le péritoine est toujours atteint (1).

Nous exposerons d'abord les altérations macroscopiques de l'ovaire, en admettant les trois degrés de ramollissement rouge, suppuré et gangréneux, puis les lésions microscopiques, rarement étudiées d'ailleurs et que nous décrirons d'après les deux remarquables observations prises dans le service de M. Gallard par MM. Bouveret et Darolles, enfin les lésions observées dans les parties environnantes et leurs conséquences. Nous verrons, en dernier lieu, s'il est possible encore de localiser le début de la phlegmasie dans tel élément de l'ovaire plutôt que dans tel autre.

I. — Lésions macroscopiques de l'ovaire.

On peut leur reconnaître trois degrés, bien qu'en général les deux premiers existent simultanément.

______
(1) Gallard. Loc. cit., p. 731.

1° *Ramollissement rouge*. — L'ovaire est augmenté de *volume*; il peut atteindre la grosseur d'un œuf de poule (1). Dans l'état habituel, d'après Sappey, sa longueur est de 38 millimètres, sa hauteur de 18, son épaisseur de 15. Dans le cas de Scanzoni (2) le diamètre longitudinal mesurait 55 mill., le transversal 40 : l'épaisseur était d'environ 35 mill. La *consistance* de l'organe est modifiée. Le tissu offre une friabilité que tous les auteurs ont comparée à celle de la rate (3), ou de l'hépatisation rouge pulmonaire (4). « Le parenchyme, dit Bernutz, ressemblait à celui de la rate d'un individu mort du scorbut. » Le doigt y pénètre facilement et fait sourdre le sang qui gorge la parenchyme. Au lieu de la couleur rosée normale, l'ovaire offre une *coloration* d'un rouge violacé, d'un bleu noirâtre, généralisée ou disposée par taches ecchymotiques, parsemée de nombreuses veines dilatées et remplies de sang. *Sur une coupe*, on constate la même coloration foncée généralisée, mais marquetée par places de points plus noirâtres, dus à de petits foyers apoplectiformes, foyers qui peuvent siéger soit dans les follicules, soit dans le tissu interstitiel. La friabilité du tissu est aussi plus marquée sur la coupe : on voit que le stroma est infiltré de sérosité jaunâtre ou sanguinolente.

2° *Suppuration*. — Nous répétons que les lésions que nous venons de décrire se rencontrent rarement à l'état isolé, sans que quelque petit foyer purulent existe au milieu du tissu infiltré de sang. C'est donc le ramollisse-

---

(1) Bernutz et Goupil. Loc. cit., I, p. 395.

(2) Scanzoni. Traité des maladies des organes sexuels de la femme. Trad. fr., p. 335.

(3) Chéreau. Loc. cit.

(4) Béhier. Clin. méd., p. 664.

Merlou. 3

ment suppuré qu'on a le plus souvent l'occasion de constater à l'autopsie. L'augmentation de volume, la friabilité sont naturellement plus prononcées que dans le ramollissement rouge. Le pus peut être, soit réuni en un ou plusieurs foyers, soit infiltré en quelque sorte dans l'épaisseur de l'organe. Quand le pus est collecté en un foyer unique, l'ovaire est en général complètement détruit et transformé en une poche purulente plus ou moins considérable : d'autres fois, le foyer existe en un point de l'ovaire, ayant la grosseur d'une noisette ou d'un pois, tandis que l'organe présente les altérations du ramollissement rouge. Dans ces cas, la suppuration semble s'être produite dans un follicule (1). Plus souvent, il y a plusieurs petits foyers de volume différent, circonscrits, renfermant un pus jaunâtre, entourés d'une zône de tissu violacé, bleuâtre, ramolli.

Enfin, une troisième variété de suppuration consiste dans la dissémination des foyers sous forme d'abcès miliaires soit dans la trame conjonctive, soit dans l'intérieur des follicules. Sur une coupe de l'ovaire faite suivant son grand axe, on aperçoit alors un semis de petits points purulents, de la grosseur d'une tête d'épingle à une petite lentille, comme dans l'observation de Scanzoni et de M. Darolles : les plus gros paraissent dus à la fusion de deux ou de plusieurs abcès miliaires.

L'observation de Scanzoni est citée dans tous les ouvrages qui traitent de l'ovarite (2). Voici celle de M. Darolles (3).

---

(1) Négrier. Loc. cit., p. 92 1840. Abcès dans une vésicule ovarique, de la grosseur d'un œuf de poule, rupture de la poche, taches noires formées de sang épanché dans le reste de l'ovaire.

Siredey. Loc. cit., p. 118.

(2) Scanzoni. Loc. cit., p. 335.

(3) Darolles. Contribution à l'étude de l'ovarite. Annales de gynécolog. 1876, p. 419.

Observation I.

L... (Augustine), âgée de 34 ans, est entrée, le 6 mars 1876, dans le service du Dr Gallard, salle du Rosaire, n° 14.

Les antécédents de la malade ne présentent rien de particulier à signaler. Depuis l'époque où les règles parurent pour la première fois, c'est-à-dire depuis l'âge de 17 ans, elle n'a ressenti, du côté des organes de la génération, aucun symptôme digne d'être mentionné.

Dans le courant de l'année 1875, elle devint enceinte. Elle arriva sans encombre jusqu'au terme de sa grossesse. L'accouchement fut assez laborieux, et ce n'est qu'après deux jours de douleurs que, dans le milieu de janvier dernier, elle accoucha naturellement d'un enfant mâle bien portant.

Trois jours après ses couches elle ressentit, dans la région abdominale inférieure, des douleurs assez vives pour la condamner à un repos absolu pendant une vingtaine de jours. Ce repos prolongé, un séjour d'assez longue durée au Vésinet, l'abstention de tout travail pénible furent loin d'apaiser les douleurs, qui, bien au contraire, ne firent que gagner d'intensité et forcèrent notre malade à demander son admission à la Pitié.

Malgré les douleurs qu'elle accuse, la malade jouit encore d'une santé en apparence excellente : son embonpoint et ses forces sont conservés et, quoique l'appétit ait un peu diminué et qu'il existe un léger degré de constipation, les fonctions digestives se font encore assez normalement.

Les organes de la respiration sont sains, et le cœur, à l'exception d'un léger souffle anémique de la base, fonctionne régulièrement.

Etat complet d'apyrexie.

Le ventre est souple et ne présente ni ballonnement ni sensibilité trop vive à la pression. Ce n'est qu'en appuyant assez fortement dans la région iliaque droite, sur la partie moyenne de la ligne étendue de l'épine iliaque antérieure et supérieure au pubis, qu'on finit par déterminer une douleur assez vive pour arracher un cri à la malade. Mais cette exploration ne révèle ni tumeur ni empâtement profonds.

Au toucher, on constate les signes suivants : La muqueuse

vaginale est chaude et abondamment baignée par un mucus épais ; le col est gros, entr'ouvert, porté à gauche ; les lèvres qui limitent l'ouverture du col sont rugueuses et déchiquetées ; le cul-de-sac latéral droit abaissé est le siége d'un empâtement manifeste, au niveau duquel le doigt perçoit les battements artériels.

Les autres régions qui environnent le col utérin ont conservé leur souplesse normale.

En face de ces signes, on porta le diagnostic de *phlegmasie péri-utérine*.

Prescription : Repos au lit, 6 ventouses scarifiées sur la région iliaque droite, purgatif léger.

Le 11 mars, la malade est examinée au spéculum : on voit alors sur la lèvre antérieure, profondément éraillée, une vaste ulcération pupillaire, qu'on cautérise au nitrate acide de mercure.

Du 11 au 18 mars n'apparaît aucun nouvel accident ; bien mieux, la malade souffre beaucoup moins ; elle a recouvré, en partie, sa gaîté et songe déjà à quitter l'hôpital.

Mais dans la nuit du 18 au 19 mars, la malade est subitement prise d'une douleur abdominale excessivement vive, qui fut accompagnée de deux vomissements verdâtres.

A la visite du matin, le 19 mars, nous la trouvons dans un état complet de prostration : la voix est éteinte. le facies est grippé, les yeux sont profondément creusés, et un hoquet presque continu a succédé aux vomissements.

La peau est froide ; le pouls, presque imperceptible, bat 96 à la minute. Température axillaire, 35°.

Le ventre est légèrement ballonné et modérément douloureux à la pression ; les urines sont supprimées.

Prescription : Thé au rhum, glace à l'intérieur, frictions alcoolisées, application d'une couche de collodion sur le ventre.

Loin de s'améliorer, l'état général va sans cesse en s'aggravant : les extrémités se cyanosent, l'algidité se prononce de plus en plus (34°), et la malade meurt dans la soirée, ayant conservé toute sa connaissance jusqu'au dernier instant.

Autopsie. — Cage thoracique. — Le poumon gauche renferme, disséminés çà et là dans les deux lobes, quelques tubercules ayant subi la transformation calcaire. Le poumon droit est intact.

Le cœur est absolument sain.

Cavité abdominale. — L'intestin, fortement distendu par les gaz, s'échappe brusquement par l'ouverture pratiquée dans la paroi abdominale, Des brides nombreuses, minces, transparentes et peu résistantes unissent les unes aux autres les anses intestinales.

Toute la surface péritonéale est rouge, tomenteuse et parcouru par de fines arborisations vasculaires.

Le cul-de-sac recto-utérin est comblé par une masse rougeâtre, gélatineuse constituée par de la fibrine coagulée.

L'examen attentif de l'intestin ne permet de constater sur cet organe aucune solution de continuité.

Organes génitaux. — Le corps de l'utérus est comme enchâssé au milieu de produits inflammatoires de date déjà ancienne, qui occupent de préférence le cul-de-sac postérieur et le ligament large droit. Il est relié, par des brides filamenteuses, en grand nombre, au rectum, et par deux tractus fibreux organisés et résistants à l'S iliaque.

Sa face antérieure est unie à la face postérieure de la vessie par quelques brides fibreuses, mais, dans le cul-de-sac utéro-vésical, les néoformations inflammatoires sont loin d'être aussi compactes que dans le cul-de-sac recto-utérin.

Les annexes utérines perdues au milieu de ce tissu phlegmasique ne sont que difficilement reconnaissables à la simple inspection. Seules, les trompes, augmentées de volume, flexueuses, se reconnaissent à la conformation spéciale de leur pavillon.

La trompe du côté gauche, recouverte en partie par les fausses membranes, est reliée au rectum par une bride partant d'une des franges du pavillon. Tout à côté de son orifice péritonéal, on aperçoit une petite solution de continuité à bords déchiquetés qui fait communiquer l'intérieur du conduit avec la cavité du péritoine. De cette ouverture anormale, ainsi que du pavillon de la trompe, suinte un liquide purulent, lorsqu'on vient à exercer une légère pression sur cet organe.

La trompe du côté droit est, elle aussi, fixée à la partie inférieure du cul-de-sac, maintenue dans cette situation par des adhérences et gorgée de pus.

Quant aux ovaires, ce n'est qu'après dissection qu'on peut étudier les rapports nouveaux qu'ils affectent.

L'ovaire du côté gauche apparaît dans une situation relativement élevée. Il est fixé à l'union du col avec le corps. Il est petit, mou, aplati, et présente, au niveau de son bord supérieùr, une petite tumeur kystique.

Quant à l'ovaire droit, il semble, au premier abord, occuper une situation plus intérieure ; mais, en raison de l'obliquité de l'utérus à gauche, il se trouve, en réalité, situé sur un point assez éloigné du bas-fond du cul-de-sac postérieur.

Ces données nous expliquent les résultats du toucher vaginal.

Le volume de l'ovaire droit est bien supérieur au volume de l'ovaire du côté opposé. Nous parlerons, à propos de l'examen microscopique, des détails qu'il présente à la coupe.

Le tissu utérin est mollasse. La muqueuse utérine n'est ni congestionnée ni exulcérée.

Examen microscopique de l'ovaire droit. — Le stroma ainsi que les follicules présentent des traces non équivoques d'un travail inflammatoire à divers degrés d'évolution, suivant les portions de de l'organe examinées.

Sur la coupe de l'ovaire, faite suivant le grand axe, on aperçoit un semis cohérent de petits points abcédés. Ces collections purulentes miliaires sont séparées, les unes des autres, par du tissu interstitiel vivement congestionné. En certains points, et notamment au-dessous de l'enveloppe ovarienne, on rencontre des abcès d'un volume plus considérable, résultant probablement de la fusion de deux ou plusieurs abcès miliaires.

A un faible grossissement, on n'aperçoit que quelques rares follicules, encore reconnaissables à leur paroi externe à double contour et à leur contenu granuleux. Mais le plus grand nombre a disparu et est représenté par les abcès miliaires dont nous avons parlé.

Ces collections purulentes d'inégales dimensions, suivant les points où on les examine, présentent, en certaines régions, et principalement dans la partie profonde de la substance corticale, les dimensions légèrement accrues des follicules sains. Cette donnée, rapprochée de cet autre fait, à savoir qu'ils sont séparés les uns des autres par un stroma fibrillaire, nous autorise à leur assigner les follicules pour siége.

Cette démonstration est rendue plus évidente lorsqu'on se sert d'un grossissement plus fort. Alors, en effet, on constate des signes d'inflammation commençante dans les follicules qui ne sont pas encore entièrement détruits. Ces derniers sont augmentés de-

volume et mesurent de 1 à 2^{mm} au lieu de 0^{mm},5, qui est leur dimension normale. Augmentation du nombre des cellules, épanchement de sang, reconnaissable à la présence de quelques cristaux d'hématine, telles sont les causes probables de la distension des follicules. Aussi, est-il impossible, au milieu de cette prolifération cellulaire, de retrouver l'ovule, qui peut aussi avoir disparu sous l'influence de la compression exercée par les éléments de nouvelle formation.

Les cellules accumulées dans la cavité du follicule sont de formes variées et présentent, quelques-unes du moins, des altérations régressives. Les unes, ce sont les moins nombreuses, ne sont que les cellules normales profondément modifiées : elles sont turgides, très-distendues, fortement granuleuses, privées de noyaux et en voie de subir la transformation graisseuse. Celles, au contraire, qui constituent la majeure partie du contenu folliculaire sont des cellules sphériques de 6 à 8/1000 de millimètre de diamètre, granuleuses, renfermant un noyau ovoïde, que l'action de l'acide acétique rend plus apparent, et un nucléole très-avide de carmin.

La paroi propre du follicule n'est plus reconnaissable et se confond avec le tissu ambiant.

Quant aux altérations du stroma, quoique moins profondes que celles des follicules, elles sont néanmoins des plus manifestes. Il est aisé de retrouver la construction normale de ce tissu (tissu conjonctif fibrillaire, nombreux corpuscules conjonctifs, disposés en lamelles). Mais, à côté de ces divers éléments normaux, on aperçoit, soit entre les lamelles, soit infiltrées entre les éléments propres, des cellules embryonnaires analogues à celles que nous avons décrites plus haut et qui témoignent que ce tissu n'a pas échappé au processus inflammatoire.

3° *Gangrène.* — La gangrène de l'ovaire, ou fonte putrilagineuse ou ramollissement gris, est une terminaison qui appartient à l'ovarite puerpérale. D'après M. Gallard, ce ramollissement gris se rencontre *toujours* chez les femmes atteintes d'inflammation de l'ovaire peu de temps après l'accouchement, tandis qu'il ne se rencontre *jamais* chez celles dont la phlegmasie ovarienne se produit dans d'autres circonstances. Nous admettrons la deuxième partie de la proposition de M. Gallard : mais la première ne nous semble pas rigoureusement vraie. On trouve dans les observations citées par M. Siredey, par Bernutz et Goupil, par M. Hervieux, des exemples d'ovarite puerpérale où l'inflammation n'a certainement pas dépassé le deuxième degré, c'est-à-dire la suppuration (1). Dans la gangrène, le tissu de l'ovaire n'offre plus trace d'organisation : il est réduit en une matière diffluente, grisâtre, sanieuse, enveloppée dans une coque plus ou moins épaisse. Cette lésion était du reste connue depuis longtemps, puisqu'on la trouve décrite dès 1768 par Sidren (2).

II. — *Lésions microscopiques.*

L'ovaire, comme on le sait, est formée d'une partie essentielle ou *couche ovigène*, soutenue par le stroma ou *bulbe de l'ovaire.*

La couche ovigène ou subtance corticale est constituée par une trame conjonctive, dans les mailles de laquelle se trouvent les follicules de de Graaf, le tout étant limité à la périphérie par une couche de cellules épithéliales dépendant de la séreuse péritonéale.

Les éléments qui entrent dans la constitution de la trame interfolliculaire sont des fibrilles conjonctives, des corps fusiformes et des cellules embryonnaires. Cette charpente conjonctive sert de support à de nombreux vaisseaux sanguins, fines artérioles capillaires et veinules, dont les dernières ramifications se perdent dans

---

(1) Hervieux. Traité des mal. puerp., t. I, p. 514 et 668.
(2) Sidren. Casus sphaceli ovariorum. Upsal, 1768.

l'enveloppe externe de la vésicule de de Graaf. M. Sappey y décrit aussi des lymphatiques et des nerfs.

La vésicule de de Graaf, ou *ovisac*, est formée par une paroi conjonctive en connexion intime avec la charpente que nous venons de décrire et présentant les mêmes éléments histologiques, c'est-à-dire les éléments du tissu cellulaire réticulé. A sa partie la plus interne, d'après MM. Cornil et Ranvier, on trouve une assez grande quantité de cellules plates conjonctives. Cette paroi est tapissée intérieurement par une couche de cellules d'épithélium pavimenteux — *menbrane granuleuse*. — La couche de ces cellules s'épaissit en un point, *disque proligère*, et c'est là que se trouve l'ovule. Le reste de la cavité du follicule est rempli par un liquide tenant quelques cellules en suspension.

C'est dans cette couche ovigène que se développent surtout les phénomènes de l'ovarite. Quant au bulbe ou substance médullaire, qui est en général moins profondément atteint, il consiste en un tissu fibreux dense, entremêlé de fibres musculaires lisses, comme l'a démontré M. Rouget : dans ce tissu cheminent les artères en hélice, les veines et les lymphatiques, dont les extrémités terminales appartiennent à la couche ovigène.

Voici tout ce que MM. Cornil et Ranvier, dans leur récent ouvrage, disent des altérations microscopiques de l'ovaire dans l'ovarite :

« Dans une forme peu intense, l'ovaire sera imbibé de suc et mou, avec une assez grande quantité de cellules lymphatiques infiltrées dans son tissu. Les follicules de de Graaf développés montreront dans leur intérieur un contenu trouble, teinté parfois par du sang et constitué par une grande quantité de cellules épithéliales ou de cellules lymphatiques. On a affaire à un véritable catarrhe de la capsule du follicule.

« A un degré plus intense de l'inflammation, dans la pelvi-péritonite, suite de l'accouchement, on trouvera, en même temps qu'une congestion très-intense et des néo-membranes fibrineuses de la surface ovarienne, une formation plus abondante de cellules lymphatiques collectées ou en traînées blanchâtres ou en petits abcès dans le stroma de l'ovaire. En même temps, le contenu des follicules de de Graaf contient souvent un liquide séro-purulent.

« Enfin, dans les métro-péritonites puerpérales plus violentes, l'ovaire est situé au milieu du pus et des fausses membranes, son tissu est très-congestionné et ses follicules sont habituellement remplis de pus » (1).

Nous verrons tout à l'heure quelles conclusions on est en droit de tirer de cette description de MM. Cornil et Ranvier. Citons ici l'observation de M. Bouveret (2).

OBSERVATION II.

M. B., femme E., âgé de 33 ans.

Antécédents tuberculeux. Sa mère est morte d'une maladie de poitrine.

Les règles s'établissent à 12 ans, sans aucun accident : depuis elles reparaissent régulièrement tous les mois : l'écoulement est modéré et dure de 4 à 5 jours.

Cette femme se marie à 23 ans. Grossesse peu de temps après : accouchement à terme d'un enfant. Elle nourrit et se lève au neuvième jour : pas d'accidents.

A 27 ans, deuxième grossesse. Accouchement à terme : la malade renonce à nourrir, se sentant trop faible.

(1) Cornil et Ranvier. Précis d'hist. path., 3e partie 1876, p. 1121.
(2) Bouveret. Contribution à l'étude de l'ovarite. Annales de gynécol. 1875, p. 427

A cette époque, elle était concierge, habitait un logement froid, humide et travaillait beaucoup.

Son deuxième enfant meurt à l'âge de un an, présentant des symptômes de méningite tuberculeuse.

La santé de cette femme avait été jusqu'alors assez bonne : les règles avaient reparu deux mois après le dernier accouchement : mais, à cette époque, elle commença à souffrir de la poitrine : toux, point de côté, fièvre le soir, amaigrissement, perte des forces. Elle reste deux mois au lit et se relève complètement guérie. Des pertes blanches se sont établies et n'ont pas cessé depuis.

Même état jusqu'en janvier 1873. La malade remarque que ses règles sont beaucoup plus abondantes que par le passé, elles durent une semaine environ chaque fois, avancent de quelques jours. Cependant pas de douleurs manifestes. Dans la période intermenstruelle, leucorrhée continue.

Au mois d'août de la même année, sans cause appréciable, métrorrhagie très-abondante qui débute quelques jours avant les règles et dure près de deux semaines. Le ventre était un peu ballonné depuis quelque temps, et la malade avait ressenti quelques douleurs sourdes dans les reins. La perte s'arrête sous l'influence du repos au lit : mais les douleurs lombaires qui l'avaient annoncée persistent et s'aggravent à chaque menstruation. La constipation devient habituelle, la défécation douloureuse, pas de troubles de la miction.

Les mêmes accidents reparaissent en septembre et en décembre, mais cette fois plus sérieux : fièvre, nausées, vomissements, douleurs abdominales. La malade entra à la Pitié vers la fin d'octobre.

La perte avait cessé depuis trois jours : l'état n'en était pas moins grave. Douleurs très-vives à l'hypogastre et dans le petit bassin, exaspérées par la marche, la station verticale et même les mouvements dans le lit : aussi la malade se tient-elle immobile dans le décubitus dorsal. Ces douleurs abdominales retentissent péniblement dans les reins.

Le ventre est tendu, chaud, très-douloureux à la palpation.

Peau moite ; pouls 90.

Langue saburrale, soif, anorexie, nausées, constipation.

Le toucher donne les résultats suivants :

Sensation de chaleur dès que le doigt pénètre dans le vagin : col très-élevé, gros et mou. Utérus peu mobile, comme enclavé, culs-de-sac déprimés, présentant de l'empâtement diffus, sans tuméfaction bien limitée : la pression y développe de la douleur. On ne peut y sentir des battements artériels. M. Gallard diagnostique : *métrite et péritonite*, faisant d'ailleurs remarquer que cette peritonite a son point de départ dans le petit bassin, dans les organes génitaux internes, les ovaires probablement. On prescrit : purgatifs légers, cataplasmes, injections émollientes, lavements laudanisés ; quelques jours après, application de vésicatoires à l'hypogastre. Des signes de tuberculation commençante contr'indiquent les émissions sanguines.

Cette poussée aiguë de péritonite ne tarda pas à se calmer.

Quelque temps après, le toucher donnait de nouveaux résultats. Dans chaque cul-de-sac on sent une tumeur limitée, que l'on reconnaît pour l'ovaire enflammé : la tumeur gauche est plus volumineuse que la droite. Battements artériels très-appréciables. Le diagnostic se complète : *Ovarite avec péritonite et phlegmon péri-utérin*.

Cependant les douleurs abdominales et la fièvre reparaissent : et d'autre part, les lésions pulmonaires s'aggravent de plus en plus. Vésicatoires, calomel, opium.

A la fin de novembre, il était évident que la tumeur droite avait diminué sensiblement.

Le 10 décembre, elle avait disparu : au contraire, la tumeur du côté gauche augmentait de volume et devenait plus molle au toucher. Survint ensuite un peu d'amélioration : la malade voulut alors rentrer chez elle, fin de mars 1874.

Trois mois après, le 18 juin 1874, elle venait de nouveau dans le service. Pendant ce temps, la phthisie pulmonaire avait marché rapidement : fièvre intense, dyspnée, amaigrissement considérable, toux fréquente : on soupçonne l'existence d'une granulie.

Quant à l'ovarite, les signes s'en étaient peu modifiés : on sentait toujours par le toucher, une tumeur très-appréciable dans le cul-de-sac latéral gauche, tandis que le droit paraissait entièrement libre.

La malade se plaignit jusqu'à la fin d'une vive douleur à l'hypogastre.

Mort le 17 juillet 1875.

Autopsie. — Les deux poumons présentent aux sommets de lésions tuberculeuses anciennes, et dans toute leur étendue, une éruption confluente de granulations.

Péritonite ancienne remontant jusqu'à l'ombilic, mais dont les lésions sont d'autant plus prononcées qu'on se rapproche davantage du bassin.

Anses de l'intestin grêle réunies par de fausses membranes : on n'y trouve pas traces de tubercules, non plus que dans tout le reste de la cavité abdominale. Notable quantité de pus accumulé entre la vessie, l'utérus et le rectum.

Collection purulente enkystée de fausses membranes en arrière de l'utérus et à droite, mais relativement très-élevée : le péritoine semble se réfléchir de l'utérus sur le rectum au niveau du tiers supérieur de l'utérus : le reste du cul-de-sac utéro-rectal est effacé par des adhérences.

En avant de l'utérus, sur la face antérieure de cet organe et sur la vessie, le péritoine est épaissi par plaques et présente çà et là des teintes ardoisées : mais les lésions de la séreuse sont beaucoup plus prononcées et certainement plus anciennes dans la moitié postérieure du petit bassin, en arrière des ligaments larges et de l'utérus. C'est là que cette péritonite semble avoir pris naissance, pour se propager ensuite dans diverses directions. On y trouve des fausses membranes multiples, quelques-unes épaisses, organisées, par conséquent anciennes, toutes plus ou moins infiltrées de pus, mais surtout développées à droite au-dessus de la fossette rétro-ovarienne, où elles limitent la collection purulente dont il a été déjà question.

A côté de ces lésions de la séreuse péritonéale, il en existe d'autres de même nature dans le tissu cellulaire péri-utérin. En effet, on trouve dans ce tissu des traces de phlegmasie ancienne. La partie supérieure de la cloison recto-vaginale présente un épaississement manifeste. Les trois ailerons des ligaments larges sont intimement soudés dans toute leur étendue, non-seulement par des brides péritonéales, mais aussi par l'induration du tissu cellulaire de ces ligaments. Il est vrai que ce phlegmon est beaucoup moins étendu que la péritonite qui l'accompagne, et dont les symptômes ont d'ailleurs dominé pendant le cours de la maladie.

L'utérus est relativement sain.

Le parenchyme présente sa consistance et sa coloration habituelles. Quant à la muqueuse, très-légèrement congestionnée au niveau du corps, elles montre, au niveau du col, des plaques ardoisées et des follicules hypertrophiés : il existait donc de la métrite de la muqueuse cervicale.

Les altérations des trompes et des ovaires diffèrent à droite et à gauche et nécessitent une description distincte. A droite, la trompe très-déviée de sa situation normale, est rejetée en arrière et en bas : elle décrit, sur la face postérieure de l'utérus, un S allongé, d'ailleurs immobilisée dans cette position vicieuse par des adhérences péritonéales anciennes.

Des adhérences de même nature soudent entre elles toutes les franges du pavillon. La cavité de cet organe est à peine distincte, elle ne contient pas de pus. La muqueuse de ce pavillon semée de taches ardoisées, épaissie, se confond avec les tissus sous-jacents. Le reste de la trompe présente des lésions analogues : augmentation de volume due surtout à l'épaississement des tuniques muqueuse et sous-muqueuse, effacement de la cavité centrale, taches ardoisées de la muqueuse. L'ovaire droit est également rejeté en bas et en arrière, au-dessous du crochet de la trompe, sur les côtés du l'utérus, au niveau des insertions vaginales. Le bord libre convexe est tourné en bas, et le bord adhérent regarde en haut. Il est petit, comme ratatiné, revenu sur lui-même : le diamètre transverse atteint à peine 2 centimètres et demi, l'antéro-postérieur 5 millimètres. La surface en est rugueuse, inégale. A la coupe, le tissu blanchâtre, induré, crie sous le scalpel. Plus loin, nous décrirons les lésions microscopiques de cet ovaire.

A gauche, la direction de la trompe est normale ou à peu près. Du reste, cette trompe, comme celle du côté droit, est le siége d'une inflammation chronique, portant de préférence sur la muqueuse et le tissu sous-muqueux. Le pavillon, dont toutes les franges sont soudées, confondues, se trouve transformé en une cavité du volume d'une noisette, contenant un pus épais, blanchâtre. Cette cavité communique par un petit orifice avec celle dont est creusé l'ovaire correspondant. Enfin, la face postérieure de ce pavillon adhère très-intimement à la face antérieure du rectum. Entre la trompe et l'utérus, proéminant fortement sur le rectum qu'il comprime contre le sacrum, libre par la face supérieure, mais très-adhérent au rectum par la face postérieure, apparaît

l'ovaire gauche. Il est volumineux, gros comme un œuf de poule à
peu près. Incision transversale : issue d'une cuillerée de pus cré-
meux, bien lié, sans grumeaux. On constate facilement que cet
abcès communique avec celui du pavillon. Les adhérences au rectum sont surtout développées à l'extrémité externe du diamètre
transverse : en ce point, vascularisation très-abondante, nombreuses taches pigmentaires : très-probablement, la collection
purulente était en train de se frayer une issue par le rectum.
Ainsi l'ovaire se trouve transformé en un véritable abcès. La paroi,
espèce de coque fibreuse, présente une épaisseur de 3 à 4 millimètres, à peu près égale dans tous les points, sauf au niveau de
la trompe où elle se creuse d'un orifice de communication. Sur la
coupe de cette paroi, on distingue aisément deux couches, l'une
externe, grisâtre et plus friable, l'autre interne, blanchâtre, d'aspect fibroïde et plus résistante. En aucun point de cette paroi, on
ne rencontre de petits abcès, communiquant ou non avec la grande
collection purulente.

Examen histologique. — Ovaire droit. — A l'état normal, le
stroma de l'ovaire est constitué dans la substance corticale par un
tissu conjonctif fibrillaire serré avec de nombreux corpuscules
conjonctifs fusiformes (Kœlliker). Or, dans cet ovaire, le stroma
est profondément modifié. Il n'y a plus trace de corpuscules conjonctifs fusiformes ou corps fibroplastiques : on ne rencontre dans
toute l'épaisseur de l'organe, aussi bien dans la substance médullaire que dans la substance corticale, que des faisceaux épais de
tissu conjonctif complètement développé, onduleux et diversement
entrecroisés. Cependant, dans la substance corticale, la direction
transversale, parallèle à la surface libre, semble prédominer; çà
et là sur les préparations se montre la coupe de vaisseaux
remplis de globules de sang. Les tuniques de ces vaisseaux parti-
cipent à la même altération, elles sont fibreuses et beaucoup plus
épaisses qu'à l'état normal.

Les taches pigmentaires qu'on peut voir à l'œil nu sur la coupe de
l'organe sont constituées par l'agglomération de certains points, et
de préférence dans la subtance corticale, d'un grand nombre de
granulations d'hématosine, de forme et de volume très-variables.
Les follicules n'ont pas disparu ; on les reconnaît aisément : mais
ils sont très-altérés et paraissent beaucoup moins nombreux qu'à
l'état normal. Au milieu des faisceaux lamineux entrecroisés,

on rencontre des espèces de fentes, les unes allongées, ovalaires, les autres étoilées ou plus régulières encore : ce sont des follicules. L'enveloppe conjonctive distincte formée de deux couches a complétement disparu, ou plutôt elle se confond avec le tissu conjonctif du stroma. Dans aucun de ces follicules on ne trouve d'ovule : mais le revêtement épithélial persiste en plusieurs points, représenté par quelques cellules pavimenteuses plus ou moins régulièrement alignées sur le bord de ces espèces de fentes.

Les parois opposées de ces follicules sont presque partout en contact : beaucoup ne sont plus figurées que par une double rangée de cellules épithéliales. Tous ces aspects présentés par les follicules sont assez comparables à ceux que donnent dans la sclérose du poumon les alvéoles pulmonaires aplaties et perdues au sein du tissu conjonctif.

Ovaire gauche. — Il était intéressant de rechercher s'il existait encore des traces de follicules dans les parois de la collection purulente. Les deux couches, d'épaisseur à peu près égale, qu'on y distingue à l'œil nu, offrent une structure bien différente. La couche interne, d'aspect fibroïde, blanchâtre et résistante, est formée de faisceaux épais et compactes de tissu conjonctif complétement développé. Tous ces faisceaux, d'aspect fibrillaire, sont régulièrement superposés et s'entrecroisent sous des angles très-aigus : leur disposition rappelle celle des lames de la cornée. Çà et là apparaissent des espèces de fentes ou lacunes très-allongées, fusiformes et parallèles aux faisceaux lamineux. A première vue, on pourrait les prendre pour des corps fibro-plastiques : mais, avec un grossissement suffisant, on reconnaît qu'il s'agit d'espaces libres ménagés entre les faisceaux, et non d'éléments conjonctifs fusiformes. Quelques lacunes contiennent des granulations graisseuses. D'autres, plus développés, surtout entre les lames les plus internes, contiennent un certain nombre de cellules présentant les caractères des cellules dites embryonnaires. Ces cellules très-abondantes sur la face interne de la coque fibreuse au contact du pus, y forment une couche continue. Des granulations d'hématosine sont disséminées entre les faisceaux, ou bien agglomérées en quelques points.

Tout ce tissu ne présente aucune analogie avec le stroma de l'ovaire : c'est un tissu conjonctif de nouvelle formation, compa-

rable au tissu lardacé des inflammations phlegmoneuses chroniques.

La couche externe, vivement colorée par le carmin, tranche, par
son aspect, sur la couche interne, très-faiblement colorée, et dont
les lames les plus profondes, riches en cellules, présentent seules
des îlots rougeâtres. Dans cette couche externe, les faisceux lamineux, moins épais, plus onduleux, rappellent le stroma de l'ovaire.
Ils circonscrivent des espaces, des aréoles, de forme et d'étendue
variables. Toutes ces aréoles sont remplies de cellules dites embryonnaires, très abondantes, surtout dans les aréoles les plus
rapprochées de la face péritonéale. Les parois des vaisseaux sont
également infiltrées d'élements cellulaires. Enfin, dans cette
couche, on trouve des follicules. Les plus profonds présentent une
altération analogue à celle des follicules de l'ovaire droit ; ils sont
petits, ratatinés, sans parois distinctes, tranformés en espèces de
fentes, les unes allongées ovalaires, les autres étoilées, sur le bord
desquelles on reconnait les restes du revêtement épithélial. Les follicules plus superficiels conservent à peu près une forme arrondie :
ils sont beaucoup plus volumineux que les précédents.

L'enveloppe conjonctive se distingue facilement du stroma, mais
elle est remplie d'éléments cellulaires, répandus au milieu des
petits faisceaux lamineux qui la constituent. La cavité, très-
réduite, est remplie d'une substance finement granuleuse : on n'y
trouve pas d'ovules. La face interne de l'enveloppe conjonctive est
encore en certains points tapissée de quelques cellules épithéliales.
Entre les follicules, se montrent de nombreux amas de granulations d'hématosine, et tout à fait au voisinage de la surface
libre, des agglomérations de granulations graisseuses, souvent
renfermées dans de véritables vésicules.

Si l'observation de M. Darolles donne une bonne idée
des altérations des ovisacs, celle de M. Bouveret expose
nettement les conséquences de l'inflammation dans le
stroma de l'ovaire.

Sans chercher encore à subordonner les unes aux
autres ces différentes lésions, résumons brièvement ce
que le microscope nous apprend des altérations produites

par l'ovarite dans les diverses parties constituantes de l'organe.

1° *Enveloppe péritonéale.* — Il est inutile d'insister sur la description histologique des fausses membranes, et des épaisissements observés à la surface de l'ovaire. Elle ne diffère pas des lésions analogues des autres séreuses.

2° *Follicules de de Graáf.* — Les ovisacs sont formés de trois parties principales, une membrane adventice, une membrane granuleuse où se trouve l'ovule, et un liquide. Les lésions portent sur chacune de ces trois parties. Le liquide se trouble et se teinte en rouge : parfois un véritable épanchement de sang ne tarde pas à se faire, et les cristaux d'hématine que montre le microscope plus tard sont les restes indicateurs de cet épanchement évidemment primitif. Toutefois, il peut ne pas se produire d'épanchement sanguin : le liquide reste seulement louche et troublé par quelques leucocytes et des cellules provenant de la membrane granuleuse.

La prolifération cellulaire de la membrane interne paraît, en effet, un des premiers résultats de l'inflammation du follicule. Sous l'influence de cette hypergénèse, l'ovule disparaît : ni M. Darolles ni M. Bouveret n'ont, en effet, trouvé trace de l'ovule dans les ovisacs altérés. En même temps, le follicule est distendu et augmenté de volume.

Le catarrhe de la capsule folliculaire, comme l'appellent MM. Cornil et Ranvier, amène l'inflammation de la membrane externe. Celle-ci s'épaissit, s'infiltre d'éléments cellulaires de nouvelle formation et se confond avec le tissu périphérique dont elle possède la structure.

Telles sont les lésions du follicule dans le ramollissement rouge. Epaississement de la capsule externe, prolifération de la membrane interne, épanchement trouble
ou sanguin dans la cavité. A un degré plus avancé,
l'épanchement, de trouble, devient séro-purulent, puis
franchement purulent et la suppuration est constituée.
Ces lésions répondent en somme aux différents degrés
de la vésiculite de Négrier, ou de l'ovarite folliculeuse
de Scanzoni.

3° *Stroma*. — Les altérations du stroma dans l'ovarite
sont celles de tout tissu conjonctif enflammé. Il y a
d'abord une imbibition séreuse de la trame cellulaire,
avec infiltration de cellules lymphatiques ou embryonnaires peu nombreuses. C'est ce qu'on voit dans l'observation de M. Darolles, où la lésion est à son début.

Dans le cas de M. Bouveret, les altérations sont plus
avancées. L'infiltration cellulaire est beaucoup plus riche ;
elle comble les espaces laissés par les fibres et les faisceaux conjonctifs ; elle pénètre la paroi des vaisseaux et
la membrane externe des ovisacs. Enfin, dans un point,
l'infiltration est collectée en abcès, et autour de cet abcès
le tissu cellulaire est profondément modifié. Les corpuscules fusiformes ont disparu, ainsi que l'apparence fibrillaire et réticulée du stroma, pour faire place à un tissu
connectif dense, formé de faisceaux épais, étouffant les
follicules qui ont disparu ou qui se sont ratatinés au point
d'être devenus à peu près méconnaissables. Les lésions
du stroma peuvent donc se résumer ainsi : infiltration de
cellules embryonnaires plus ou moins diffuse, transformation du tissu réticulé en tissu conjonctif dense, formation d'abcès plus ou moins étendus.

Quelle est la liaison de ces différentes modifications

de l'ovaire ? Sont-elles consécutives les unes aux autres ?
Se produisent-elles simultanément ou peuvent-elles
exister à l'état d'isolement ? Si elles s'enchaînent entre
elles, quelle est celle qui marque le début ?

Il paraît prématuré de chercher à répondre d'une manière précise à ces questions. Cependant, on ne saurait
contester un fait, c'est que dans tous les cas d'autopsies
d'ovarites rapportés par les auteurs, on trouve toujours
les follicules altérés. Le sont-ils d'une façon primitive
ou consécutive ? Ceux qui admettent une ovarite parenchymateuse ou interstitielle, doivent forcément conclure
à la lésion secondaire des ovisacs dans les cas qu'ils regardent comme exemples d'ovarite interstitielle. Mais
a-t-on jamais constaté cette forme d'ovarite isolée ? Nous
ne ne le croyons pas. M. Bouveret, qui considère le fait
qu'il rapporte comme un exemple d'ovarite interstitielle
déclare, sans vouloir trancher la question, que l'inflammation, sous l'influence de causes inconnnes, paraît,
tout en se généralisant, se développer de préférence
tantôt dans la parenchyme, tantôt dans les follicules.

Mais qu'on relise attentivement l'observation de M. Bouveret, et l'on verra que rien n'indique une lésion primitive du tissu interstitiel plutôt que des ovisacs. Que
trouve-t-on en effet ? Une vaste collection purulente en-
tourée d'un tissu conjonctif qui s'est épaissi et a étouffé
les follicules environnants. « En aucun point de la paroi
on ne rencontre de petits abcès communiquant ou non
avec la grande collection purulente. » Qu'est-ce qui autorise M. Bouveret à regarder cet abcès comme développé primitivement dans la gangue conjonctive ? Pré-
cisément l'absence de petits abcès circumvoisins. —
« Même au microscope, dit-il, on ne trouvait aucune
trace de suppuration intra folliculaire dans toute cette

partie de la paroi de l'abcès qui représentait bien évidemment les restes de la substance corticale de l'ovaire gauche. Or, si cette vaste collection purulente avait pris naissance dans un follicule, il aurait été facile de retrouver dans d'autres follicules une trace d'un processus analogue. » On avouera que l'argument n'est pas péremptoire. De ce qu'un follicule s'est enflammé et a suppuré, il ne s'ensuit pas forcément que tous les autres doivent subir un travail analogue. Chaque follicule n'a-t-il pas une vie indépendante ? Tous les ovisacs arrivent-ils simultanément à maturation? Il paraît donc aussi vraisemblable d'admettre qu'il y a eu phlegmasie isolée et suppuration d'un follicule et consécutivement, par propagation, irritation chronique du tissu interstitiel, épaississement de la gangue conjonctive dont les faisceaux hypertrophiés ont comprimé et ratatiné les autres ovisacs.

Le cas de M. Bouveret ne nous semble donc pas différer essentiellement des observations de Scanzoni et de M. Darolles, sinon par l'isolement de la suppuration folliculaire qui, dans ces deux derniers exemples, était généralisée. Mais les cas de folliculite localisée ne sont pas sans être observés quelquefois. Nous citerons la deuxième observation de la thèse de M. Siredey (p. 118), et l'observation de M. Négrier (Mém. de 1840, p. 92).

Les observations de Scanzoni et de M. Darolles, celle de ce dernier surtout, sont des exemples remarquables de la marche de l'ovarite et de son début par le follicule.

« Une vésicule, dit Scanzoni, avait éclaté peu de temps avant la mort : elle avait la grosseur d'un pois et renfermait encore dans son centre un peu de sang liquide et noir, tandis qu'une couche assez épaisse de fibrine en tapissait les parois. Deux vésicules voisines présentaient

à peu près les même dimensions et faisaient une légère
saillie au-dessus de la surface de l'ovaire, et en les ou-
vrant on en fit sortir un liquide séro-sanguinolent. A
l'autre extrémité de l'organe on trouva, dans le parenchyme même, un abcès de la grosseur d'une fève, renfermant un pus sanieux mêlé de sang. A côté de cet
abcès il s'en trouvait d'autres plus petits dont la grosseur
variait de celle d'un grain de millet à celle d'un petit
pois ; tous étaient situés profondément dans le parenchyme et renfermaient aussi un pus sanieux. Le tissu
tout entier était infiltré de sérosité. »

Les lésions sont les mêmes que dans le cas de M. Darolles. Bien que Scanzoni n'indique pas le siége précis
des abcès miliaires, on peut conclure par analogie qu'ils
s'étaient développés dans les ovisacs. L'examen microscopique indique en effet nettement les follicules comme
siége primitif de la lésion dans l'exemple de M. Darolles,
et au pourtour un commencement d'inflammation pro-
pagée au stroma. On constate : 1° des follicules suppu-
rés ; 2° à côté, des follicules ne présentant que le premier
stade de l'inflammation ; 3° un tissu interstitiel infiltré
de cellules, mais bien moins enflammé que la plupart
des follicules.

En résumé, sans admettre les trois formes d'ovarite,
folliculeuse, parenchymateuse et péritonéale, comme
formes distinctes puisqu'elles n'existent point isolément,
nous sommes porté à penser que l'ovarite commence toujours par une folliculite ; que cette folliculite se localise
ou se généralise ; qu'elle détermine d'une part l'inflammation du péritoine, de l'autre l'inflammation du stroma
qui supporte les ovisacs ; que tantôt la suppuration
n'occupe qu'une vésicule de de Graaf, qui peut acquérir
alors un volume plus ou moins considérable, tantôt elle

se produit en même temps dans un grand nombre d'ovisacs sous forme d'abcès miliaires, tantôt enfin elle en-
vahit tout l'ovaire, tissu interstitiel et follicules, et détruit
tout l'organe qui est transformé en une vaste poche purulente.

Ces conclusions, bien qu'elles ne soient pas formulées
par MM. Cornil et Ranvier, semblent ressortir aussi du
passage de leur *Précis d'histologie pathologique* que nous
avons cité plus haut.

III. *Lésions de voisinage.*

L'inflammation isolée de l'ovaire est une chose rare,
tous les auteurs le reconnaissent. Nous avons dit que
le péritoine était toujours atteint. Il en est de même de
la trompe, et probablement aussi, à un degré plus ou
moins prononcé, du tissu cellulaire du ligament large.

La constance de la salpingite est telle que M. Seuvre,
dans sa thèse inaugurale, a cherché à en faire la lésion
principale dans beaucoup de cas décrits comme ovarites. « Siredey, dit-il, tend à accorder à l'ovarite le rôle
principal ; il ne nie pas la fréquence de la salpingite,
mais il pense que l'inflammation de la trompe est toujours proportionnelle à l'inflammation de l'ovaire. Cependant, même dans la plupart des observations développées
dans sa thèse, les lésions de la trompe paraissent plus
accusées que celle de l'ovaire, et l'on se demande pourquoi l'observation V, par exemple, est intitulée *péri-
métrite ancienne, ovarite*, alors que les ovaires sont à
peine altérés, et que les deux trompes contiennent du
pus. » (1).

(1) Seuvre. Recherches sur l'inflammation des trompes utérines. Th.
Paris 1874, p. 36.

On sait d'autre part que l'existence de l'ovarite blennorrhagique est loin d'être démontrée pour tout le
monde ; il n'existe pas, en effet, d'autopsie probante, et
beaucoup d'auteurs pensent que l'inflammation de la
trompe joue le rôle principal dans les phénomènes décrits sous le nom d'ovarite chez les femmes atteintes de
vaginite.

Le tissu cellulaire du petit bassin et surtout celui des
ligaments larges est aussi généralement atteint par les
progrès de l'inflammation. D'ordinaire, les lésions se
bornent à peu de chose ; mais il n'est pas impossible qu'un certain nombre de phlegmons du ligament large ne reconnaissent d'autre cause qu'une ovarite
intense.

Enfin la phlegmasie ovarienne peut retentir jusque
dans l'utérus et y déterminer un certain degré de métrite.— « L'ovarite subaiguë, dit Tilt, cause et entretient
souvent la métrite. »

Ces lésions des organes périovariques, péritoine,
trompe, ligaments larges, expliquent quelques-unes des
conséquences de l'ovarite. Les adhérences péritonéales
celluleuses fixent l'ovaire dans des positions anormales,
tantôt dans un des culs-de-sac utérins, tantôt dans le
cul-de-sac rectal. L'épaississement de la coque péritonéale rend la déhiscence des vésicules à peu près impossible. Ces deux ordres de lésions, si elles occupent
les deux ovaires, entraînent fatalement la stérilité. Les
conséquences de la salpingite sont les mêmes : les
brides inflammatoires peuvent tirailler et dévier les
trompes, entraîner le pavillon loin de l'ovaire : l'inflammation de la muqueuse peut amener l'oblitération, ou
du moins un rétrécissement de la lumière du conduit

suffisant pour empêcher le passage de l'ovule ; autant d'obstacles insurmontables à la fécondation.

La stérilité serait donc la conséquence presque fatale de l'ovarite, si l'inflammation portait toujours sur les deux ovaires. Mais il n'en est pas ainsi en général. L'ovarite est plus souvent simple que double. Sur 57 cas cités par M. Chéreau, M. Tanchou et M. Gallard, il n'y en a que 5 affectant simultanément les deux côtés. Sur les 52 autres, 36 portent sur l'ovaire gauche, 13 sur le droit ; dans les 3 autres cas, le siége précis n'a pas été indiqué. Cette prédominance de l'ovarite à gauche est à signaler ; mais elle n'a pas été expliquée.

On l'a attribuée tantôt à la compression exercée par l'S iliaque sur la veine utéro-ovarienne gauche, tantôt à la fréquence de la présentation occipito-iliaque gauche et à l'action de la tête du fœtus sur les organes du petit bassin. La première raison est plausible ; la seconde ne saurait être admise, puisque l'ovaire n'est plus dans le petit bassin et s'est élevé avec l'utérus dans la cavité abdominale pendant le cours de la grossesse.

SYMPTOMES ET MARCHE.

Début. — L'ovarite puerpérale débute en général d'une manière rapide par des frissons, de la fièvre, des vomissements, des douleurs abdominales et tous les symptômes de la péritonite qui accompagne la phlegmasie de l'ovaire. A part cette exception, le début de l'affection est remarquable par sa lenteur, son caractère insidieux, et la bénignité relative des troubles ressentis par les malades. C'est au moment des règles que les premiers symptômes se produisent, marqués surtout par de la douleur et des modifications de l'écoulement sanguin. A ces symptômes fonctionnels s'ajoutent des symptômes de voisinage et les signes fournis par le palper et le toucher.

Troubles de la menstruation. — Ils consistent soit dans une suppression brusque du flux menstruel, soit plus souvent dans une véritable métrorrhagie, soit dans des irrégularités, des alternatives d'augmentation et de diminution de l'écoulement. Ces modifications s'accompagnent de douleurs vagues dans les membres, dans les reins, dans le bas-ventre, de céphalalgie, de troubles dyspeptiques.

Douleur. — En même temps que ces perturbations menstruelles, la malade éprouve une douleur constante et localisée à la région ovarique. Cette douleur, qu'on observe si fréquemment chez les jeunes filles mal réglées, est rapportée ordinairement à un état hystériforme; on diagnostique d'habitude chloro-anémie, hystérie, avec ovaralgie et troubles dysménorrhéiques. Mais est-ce simplement de l'ovaralgie? Aran, qui avait noté la fréquence de cette douleur ovarienne, pensait qu'elle devait être rapprochée de la formation des caillots que l'on rencontre dans les vésicules de de Graaf, et considérait les deux choses comme un indice d'une inflammation de l'ovaire. M. Gallard, sans admettre les idées d'Aran sur les caillots intra-vésiculaires, croit que l'ovarite est très-fréquente chez les jeunes filles, et il en cite comme preuve les adhérences péritonéales, filamenteuses qu'on observe si souvent autour des ovaires et des trompes.

Quoi qu'il en soit, cette douleur, très-aiguë au moment des règles, a un point maximum, qui siége vers le milieu d'une ligne oblique dirigée de l'épine iliaque antéro-supérieure à la symphyse pubienne. C'est là qu'il faut la rechercher par une palpation méthodique du ventre. De là, la douleur s'irradie à la période d'acuité dans les lombes, dans l'hypogastre, dans la cuisse et au fondement (Robert Lee). Il y a parfois un véritable engourdissement du membre inférieur. Cet engourdissement peut-il aller jusqu'à une paralysie plus ou moins complète? Le fait n'est pas douteux quand l'ovarite s'est terminée par suppuration et que l'abcès ou les tissus voisins enflammés compriment les nerfs qui donnent le mouvement et la sensibilité aux membres inférieurs. Dans ces cas, évidemment, on ne doit observer qu'une paraplégie limitée à un des membres. Le Dr Boissarie a rapporté un exemple remarquable de paralysie produite par un mécanisme de ce genre (1).

Mais dans les cas où la paralysie est double, où il existe une véritable paraplégie, ne faut-il pas admettre une autre explication? Ne doit-on pas voir dans le fait suivant, observé dans le service de M. Gallard, à la Pitié, un exemple de paraplégie réflexe analogue aux paralysies décrites par M. Brown-Séquard? Graves avait déjà dit : « En dehors des affections du cerveau et de la moelle, les impressions qui intéressent un point des extrémités périphériques peuvent se propager vers les organes centraux, d'où elles sont renvoyées par action réflexe, sur les nerfs des régions plus ou moins éloignées. C'est ainsi que la paraplégie se déclare, soit que la cause excitante réside dans les organes urinaires, digestifs, ou dans le système utérin. » D'après Brown-

---

(1) Boissarie. Notes et réflexions sur quelques cas de phlegmon péri-utérin. Ann. de gynécol., t. I, janvier 1874.

Séquard, la maladie viscérale, en irritant d'une manière incessante les nerfs sensitifs plongés dans l'intimité de l'organe altéré, provoque une contraction excessive et permanente des fibres musculaires des vaisseaux de la moelle. La lumière de ces vaisseaux s'efface ; le sang ne peut plus circuler, et les cellules des cornes antérieures, de même que les autres éléments, ne recevant plus l'aliment indispensable à leur activité, ne peuvent plus remplir leurs fonctions motrices. Ces paraplégies réflexes ont été surtout observées dans les cas de lésions du système urinaire. Mais on ne voit pas pourquoi une altération du système génital ne pourrait pas aussi bien les déterminer.

Quoi qu'il en soit, voici le fait tel qu'il a été observé dans le service de M. Gallard.

Observation III.

F... Rose, 34 ans, domestique, salle du Rosaire, lit n° 2, service de M. Gallard.

La malade indique le mois de juillet 1869 comme époque du début de son affection.

Les règles s'étaient établies à 13 ans, sans douleurs, sans accidents : elles venaient régulièrement, duraient de 3 à 4 jours ; la perte de sang était moyenne, pas de leucorrhée.

Cette femme se marie à 16 ans.

Six semaines après, elle eut une très-forte perte avec caillots (avortement probable). La perte dura 8 jours et céda à des applications de glace sur le ventre : depuis lors, les règles ne sont pas revenues.

Pendant six mois, la malade se soigna chez elle, mais sans succès ; elle éprouvait une douleur très-vive dans les reins, le bas-ventre, et principalement au niveau de la région ovarienne droite. Cette douleur, s'irradiant le long de la cuisse du même côté, allant jusqu'au genou et même jusqu'au mollet, était sourde, continue, augmentait par la marche, les cahots de voiture, et s'exaspérait à chaque époque menstruelle, qui déterminait de l'insomnie, de la fièvre, des nausées, mais jamais de vomissements.

Cet état d'impotence ne l'empêcha pas d'avoir des rapports sexuels jusqu'à son entrée à l'hôpital ; ils étaient, d'après son dire, extrêmement douloureux.

Le 15 juin 1870, elle est reçue à la Pitié, dans le service de M. Trélat, qui pensa être en présence d'une *atrésie de l'orifice utérin, avec dysmémorrhée très-douloureuse.*

Vers la fin du mois, on fit une incision au col et on introduisit dans sa cavité une tige de laminaria fusca. Presque subitement, une heure après environ, la malade est prise de frissons, de vomissements, de ballonnement du ventre, de douleurs vives ; cet état s'améliora sous l'influence du traitement approprié : glace, onguent napolitain belladoné ; cependant les vomissements persistèrent pendant trois mois et demi.

Elle resta au repos, prenant des bains de siége de temps à autre, jusqu'au 11 avril 1871. A cette époque, M. Trélat pratiqua encore le débridement du col. Cette nouvelle opération fut suivie d'une hémorrhagie assez considérable ; comme la première fois, la malade fut prise de frissons, de vomissements. Ces accidents cédèrent au bout de deux jours, mais les règles n'apparurent pas.

A partir de ce moment, et pour calmer ces douleurs, on fit de nombreuses injections de morphine.

Cependant une grande faiblesse se produit dans les membres inférieurs, et la malade éprouve les plus grandes difficultés à se tenir debout.

Au mois de janvier 1872, elle passe dans la salle Sainte-Geneviève, lit n° 1 (service de M. Gallard).

Le 20, six sangsues sur le col.

Le 3 février, cautérisation au fer rouge. La patiente fut cautérisée 6 ou 7 fois en deux mois.

Encore dans le but de rappeler les règles, on applique, à la fin de mars, douze sangsues de chaque côté au niveau de la fosse iliaque et à la face interne des cuisses ; les règles ne reparurent pas ; mais au moment de chaque époque, de vives douleurs se faisaient sentir dans le bas-ventre.

Des vésicatoires, des cautères furent successivement appliqués le long de la colonne vertébrale et sur l'abdomen ; on électrisa les deux membres inférieurs par des courants continus faibles, jusqu'au mois de janvier 1873, d'abord tous les huit jours, puis tous les deux jours.

Le toucher vaginal fit constater une tumeur peu circonscrite, sensible à travers le cul-de-sac latéral gauche, tumeur déjetant l'utérus de ce côté; elle varia beaucoup de volume. L'utérus est comme enclavé par des tissus chroniquement engorgés dans tout son pourtour.

Les règles sont revenues pour la première fois le 7 février 1873, mais peu abondantes, pâles, très-douloureuses.

Cependant une légère amélioration se produit, et la malade, qui finit par pouvoir marcher, part pour le Vésinet le 10 septembre.

Mais les mêmes accidents se montrent à nouveau, et décident la malade à rentrer à l'hôpital le 25 novembre 1873.

Elle ne peut plus marcher, à peine si sur place elle se tient debout ; les mouvements sont incertains, hésitants, saccadés ; elle ne sait où se trouvent ses jambes quand elle ferme les yeux, la force musculaire a beaucoup diminué. Anesthésie presque complète des membres inférieurs, douleurs fulgurantes dans les chevilles, les jambes, les cuisses, et jusque dans la région lombaire : soubresauts des membres inférieurs.

Le ventre est gros, distendu, douloureux à la pression et spontanément, surtout du côté droit. Il n'y a pas de trace de tumeur.

Le toucher vaginal montre un utérus peu volumineux, un col large, épais, non ulcéré. Dans le cul-de-sac latéral droit, on développe une douleur vive par la pression, et l'on sent en même temps sous le doigt une résistance qui fait deviner une tumeur ; de plus, légère antéflexion.

Le 22 décembre 1873, la malade fut descendue salle du Rosaire, lit n° 2, et là soumise au traitement des courants continus comme autrefois.

Malgré son séjour continuel au lit, elle ne semble pas avoir maigri beaucoup. Son état général est très-satisfaisant : ses fonctions digestives et respiratoires s'exercent d'une façon régulière et normale.

Les deux membres inférieurs sont complètement privés du mouvement; le membre gauche est absolument dénué de sentiment, tandis que le droit, quoique fort peu excitable, conserve encore un peu de sensibilité.

Lorsqu'avec un instrument à double pointe mousse on trace sur des points symétriques des deux membres inférieurs une raie plus ou moins longue, on remarque la production d'une ligne blanche ; puis au bout de quelques secondes, à la pâleur de la peau contondue succède une rougeur assez considérable. Cette rougeur arrive *plus rapidement à gauche qu'à droite*, et elle est plus intense. La disparition de cette tache rouge se fait attendre très-longtemps.

Sur le membre inférieur droit (du côté le plus sensible), sur tout le trajet de la pression exercée par le corps contondant, la peau se soulève peu à peu au point de faire une saillie de deux millimètres au moins. Cette saillie devient blanche et s'entoure d'une auréole de même couleur, due à une suffusion séreuse abondante.

Le même phénomène se produit autour des points de la peau piquée par une épingle : chaque piqûre semble se transformer en une papille d'urticaire.

Après 15 minutes environ, l'épanchement semble complet, et il commence à se résorber peu à peu pour se terminer au bout d'une heure seulement.

La malade se plaint de ressentir, *plus pendant la nuit que le jour*, des douleurs vives, *en éclairs*, passant le long des épaules de haut en bas; de plus, elle a la sensation d'une douleur en ceinture, très-manifeste.

La vue est légèrement troublée.

Appareil génito-urinaire. — Incontinence d'urine de temps en temps, durant un ou deux jours seulement.

Les règles ne sont pas reparues depuis septembre 1873. Seulement, tous les mois, l'époque semble s'annoncer par quelques gouttes de sang (7 à 8) dont la sortie s'accompagne de violentes douleurs.

Par le toucher on remarque que la muqueuse vestibulaire est absolument anesthésiée ; le col utérin, un peu dévié à droite, est très-volumineux ; à droite et en arrière, il est le siége d'une tuméfaction lisse et uniforme, dure, douloureuse au toucher (donnant la sensation d'un corps fibreux interstitiel) ; les mouvements communiqués à l'utérus sont ressentis douloureusement par la malade.

En résumé, les phénomènes observés en mars 1874 se rapportent à une paraplégie sensitivo-motrice fort nette, accompagnée des douleurs locales de l'ataxie.

Mai 1874. Rhumatisme articulaire aigu généralisé; seul, le

membre inférieur gauche n'est pas atteint. Péricardite. Les phénomènes morbides disparaissent au bout de six semaines ; mais la main droite reste douloureuse et impotente pendant six mois.

En 1875, poussée de péritonite, frissons, fièvre, face grippée, vomissements verdâtres, ballonnement et douleur du ventre.

Au mois d'août 1876, douleurs abdominales très-vives : il se produit par le vagin un écoulement purulent à la suite duquel les mouvements et la sensibilité reparaissent un peu dans les membres inférieurs.

Octobre 1876. Nouvelle poussée de péritonite avec tout son cortége de symptômes ; la douleur est surtout très-vive dans la région ovarique gauche. Vésicatoires sur la partie gauche de l'abdomen. Glace, cataplasmes, limonade purgative tous les deux jours, lavements, potion de Todd.

25 octobre. A la suite de coliques très-violentes, la malade perd, par le vagin, une grande quantité de pus d'odeur trèsfétide.

Le 27. Issue de pus par le rectum avec selles diarrhéiques. Une amélioration notable suivit cette évacuation et la paraplégie fut moins accentuée.

16 novembre. Quelques gouttes de sang s'échappent par le vagin ; immédiatement après, écoulement de pus pendant cinq jours ; il cesse le 23. Les douleurs diminuent sans toutefois disparaître.

Dans le mois de décembre, la malade perd du sang par le vagin tous les dix jours ; ces pertes sont peu abondantes.

Janvier 1877. Les élancements de la région ovarienne et la pesanteur au fondement avec épreintes vésicales pendant la miction ont persisté.

Mais la malade a pu traverser la salle avec l'appui d'un aide ; la sensibilité tactile a reparu ; cette femme dit avoir conscience du moment où son pied touche le parquet. Toutefois la jambe droite ne peut pas se mettre dans l'extension complète, elle est un peu fléchie sur la cuisse.

Mars 1877. Les trois dernières époques ont apparu à trois semaines de distance, très-régulièrement, peu abondantes, durent un jour et une nuit. La dernière fois (10 mars), pas de pus. Mais les douleurs abdominales, quoique beaucoup moindres, persistent toujours plus marquées à gauche qu'à droite, et elles augmentent à chaque écoulement sanguin.

Plus de ténesme vésical, pas de constipation.

Avril et mai. L'amélioration se continue. Les règles reviennent toutes les trois semaines, durent un à deux jours et déterminent une légère exacerbation dans les symptômes morbides.

Mais la sensibilité est aujourd'hui complète dans les deux membres inférieurs ; la jambe droite s'étend peu à peu, et la malade, s'aidant d'une béquille, peut rester levée une partie de la journée.

Le col est petit, pointu. En arrière et à droite, on constate toujours une tumeur assez volumineuse, arrondie, bosselée, doulouloureuse à la pression. Dans le cul-de-sac latéral gauche, la tumeur a complètement disparu.

Tels sont les résultats du toucher vaginal pratiqué le 19 mai.

La douleur de l'ovarite se fait surtout sentir quand la malade marche, quand elle se lève de sa chaise. Aiguë au moment des règles, elle se calme peu à peu. Elle reste alors sourde, se réveillant à la suite d'une fatigue quelconque, d'un exercice un peu violent, d'une marche trop longue, d'un coït trop ardent. Une pression profonde dans la fosse iliaque au point indiqué détermine aussi son exacerbation.

Troubles généraux.—Cette douleur locale continue, ne tarde pas à retentir d'une façon fâcheuse sur l'ensemble de l'organisme de la femme. Ses fonctions digestives s'altèrent, son appétit se perd, devient capricieux ; le caractère est irritable, fantasque, on voit se produire les diverses manifestations qui constituent l'état dit hystériforme.

C'est ici le lieu de se demander s'il existe une excitation vénérienne en rapport avec l'irritation inflammatoire de l'ovaire. Partant d'idées physiologiques qui font dépendre les plaisirs vénériens de cet organe, Haller et Carus avaient cherché à expliquer la nymphomanie en supposant que les ovaires étaient dans ces cas le siége

Merlou.   5

d'une irritation, ou même d'une inflammation, qu'il y avait là une véritable ovarite. Or l'ovarite est-elle accompagnée de nymphomanie? Loin de là : les auteurs sont d'accord sur ce point; il y a au contraire fréquemment un état tout à fait opposé des sensations de la malade,

Cette altération de la santé générale s'accompagne parfois d'un léger mouvement fébrile, se produisant surtout le soir.

Ce malaise vague, indéfinissable, persiste ainsi jusqu'à une nouvelle époque menstruelle, où les symptômes reprennent leur acuité première, pour faire place à une nouvelle période de symptômes subaigus, jusqu'à ce qu'enfin la douleur, la fièvre, les troubles généraux deviennent assez intenses pour nécessiter le repos au lit et l'intervention du médecin.

En général, aux symptômes que nous avons énumérés, viennent s'ajouter des troubles de voisinage, tels qu'une constipation opiniâtre. des envies fréquentes d'uriner avec douleur au moment de la miction, de la leucorrhée. Parfois, au moment des exacerbations, il se produit quelques vomissements, mais ils sont peu nombreux et ne deviennent abondants, verdâtres, caractéristiques, que quand la lésion ovarienne a déterminé une péritonite assez étendue, qui prend alors la première place et masque l'existence de l'ovarite.

Signes physiques. — A quels signes le médecin appelé va-t-il pouvoir reconnaître l'ovarite ? Ces signes lui seront fournis par le palper et surtout par le toucher.

Par la palpation on constate deux choses, d'abord l'état du ventre, ensuite la douleur localisée. L'ovaire enflammé devient en effet douloureux, augmente de vo-

lume, forme tumeur. Mais, à moins de péritonite intéressant une partie assez considérable de la séreuse abdominale, le ventre n'est ni tendu, ni d'une sensibilité exagérée
à une palpation superficielle. A peine, dit M. Gallard, y
trouve-t-on un peu de résistance et un peu de chaleur.
Pour percevoir la douleur, il faut déprimer assez profondément la paroi de l'abdomen, de façon à faire péné-
trer les doigts jusque sur le détroit supérieur et même
dans le petit bassin. C'est là le cas ordinaire. Toutefois,
M. Courty dit que la pression de haut en bas sur le point
affecté est tellement douloureuse qu'elle arrache des cris
aux malades. — « Si l'on exerce, dit Clarus (de Leipzig),
une compression avec la face palmaire de la main sur
l'hypogastre et sur les cuisses, et qu'on voie les muscles
de la face de la malade se contracter, les cuisses éprouver des mouvents convulsifs, on peut reconnaître une
affection inflammatoire des ovaires. » On ne saurait
accorder à ce signe la valeur que lui attribue Clarus.

Peut-on sentir l'ovaire à travers la paroi abdominale ?
Scanzoni prétend que cela n'est possible que s'il existe
autour de l'organe des pseudo-membranes péritonéales
d'une certaine épaisseur. M. Courty dit l'avoir reconnu
maintes fois très-bien ; il était élevé, les malades le sen-
taient elle-mêmes. Ce serait surtout quand il existerait
des adhérences retenant l'ovaire au niveau de la fosse
iliaque que la tumeur formée en ce point se percevrait
facilement.

Mais, en vertu de sa situation même et de l'augmentation de poids résultant de l'inflammation, l'ovaire, comme
l'a démontré le Dr Rigby (1), tend à tomber dans le cul-
de-sac utéro-rectal, en entraînant avec lui la matrice en

(1) Rigby. On displacement of the ovary. Méd. Times 1860.

rétroversion, mais en restant toujours à une certaine hauteur en raison du raccourcissement de son ligament suspenseur sous l'influence de l'inflammation. Cette situation de l'ovaire explique pourquoi tous les auteurs, Lowenhardt, Lisfranc, Aran, ont toujours insisté sur la nécessité du toucher rectal pour le diagnostic de l'ovarite. Ce n'est pas à dire pour cela qu'il faille négliger le toucher vaginal : M. Gallard recommande de combiner les deux modes d'exploration. Enfin, il ne faut pas laisser non plus d'associer au toucher vaginal la palpation hypogastrique.

Voici les résultats que donnent ces différents procédés d'investigation :

Le doigt introduit dans le vagin fait constater d'abord l'état de ce conduit et du col utérin. Le vagin est ordinairement un peu chaud, tantôt modérément sec, tantôt humide et lubréfié par une leucorrhée plus ou moins abondante. Le col utérin peut être normal ou bien présenter les lésions de la métrite, engorgé, gris, à orifice entr'ouvert. En explorant les culs-de-sac, on voit s'il existe, comme cela est possible, une rétroversion du corps, et on note le degré de mobilité de l'utérus. La matrice peut être complètement couchée en arrière dans la concavité du sacrum, le col ayant basculé en sens inverse et se trouvant presque directement derrière le pubis (1). Si on cherche à déprimer les culs-de-sac latéraux, on éprouve dans l'un ou dans l'autre, quelquefois dans les deux, un certain degré de rénitence, de résistance au doigt. Portant alors le doigt aussi haut que possible et un peu en arrière, on arrive sur une petite tumeur plus ou moins mobile, mais toujours très-dou-

(1) Gallard. Ouvr. cité, p. 737.

loureuse. Cette douleur s'exaspère quand on imprime à l'utérus des mouvements en sens opposé à la tumeur, qui se trouve alors comprimée par le corps de la matrice. M. Gallard insiste souvent, dans son service, sur le caractère spécial de cette douleur. Le doigt, introduit dans le vagin, peut impunément contourner les culs-de-sac ; mais dès qu'on le porte un peu haut et qu'on vient à toucher l'organe enflammé, on arrache des cris à la malade : la tumeur glisse, et, pour employer l'heureuse comparaison de ce savant médecin, « l'ovaire vibre et fuit sous le doigt comme une touche de piano. »

Le doigt étant toujours dans le vagin, si, avec la main gauche appliquée sur la région hypogastrique, on déprime profondément la paroi abdominale, on parvient parfois à fixer à peu près la tumeur mobile du cul-de-sac ; on peut alors en suivre les contours, en reconnaître la forme qui est ovalaire, à surface ordinairement lisse.

Enfin, si on associe au toucher vaginal le toucher rectal, les renseignements deviennent encore plus précis. On parvient ainsi à saisir l'ovaire tuméfié entre deux doigts : on le sent fuir à la façon d'un corps lisse et arrondi, comme un noyau de cerise, et on produit alors à son plus haut degré une douleur extrêmement vive que M. Gallard qualifie d'*exquise*.

Ici se placent naturellement deux faits qu'il nous a été donné d'observer dans le service de M. Gallard, et qui sont un tableau assez fidèle des symptômes que nous venons d'énumérer.

OBSERVATION IV.

M..., Sophie, passementière, 28 ans, entre le 20 février 1877 à l'hôpital de la Pitié, salle du Rosaire, lit nº 23, service de M. Gallard.

Pas d'antécédents morbides dans la famille.

Menstruation à 11 ans et 2 mois. Règles abondantes, durant cinq à six jours, mais anticipant quelquefois de huit à dix jours. Leur établissement s'est fait sans douleurs et sans accidents d'aucune sorte.

A 20 ans, accouchement prématuré au bout de huit mois, d'un enfant qui n'a vécu que deux jours. Huit jours après les couches, la malade pouvait reprendre son travail.

Quelque temps après, elle entrait à l'Hôpital St-Louis, dans le service de M. Guibout, pour une affection cutanée qui ne paraît pas avoir été syphilitique. Traitée par toniques et bains d'amidon.

En 1874, elle vient à la Pitié, où M. Gallard la soigne pour une ulcération du col de l'utérus.

Il y a trois mois, la malade, que sa profession condamne à se tenir debout toute la journée, a éprouvé au niveau de l'aine du côté droit, des douleurs assez vives pour l'obliger à suspendre son travail. Pour employer les expressions mêmes de la malade, elle a la sensation de « quelque chose qui se ratatine dans le ventre. » Douleur sourde, revenant par accès, parfaitement limitée à la fosse iliaque gauche, sans irradiations du côté du membre inférieur.

En même temps, la menstruation a été troublée. En décembre, les règles ont été avancées de quinze jours. Du 20 décembre au 20 janvier la malade a vu quatre fois. Ces pertes duraient de trois à quatre jours et étaient précédées de leucorrhée. D'ailleurs pas d'accidents : pas d'exaspération des douleurs au moment de leur apparition.

Pas de constipation ni de troubles urinaires.

A la même époque, perte de l'appétit, dégoût pour les aliments, nausées, vomissements immédiatement après le repas suivis de quelques crachats parfaitement rouges. Douleur très vive au niveau du creux épigastrique : la malade ne pouvait pas agrafer ses jupons. Ces hématémèses se reproduisent pendant quinze jours, puis les vomissements cessent spontanément. Mais la perte des forces, la persistance des douleurs et un amaigrissement fort rapide décident la malade à entrer à l'hôpital.

Etat actuel. — Douleur à la région épigastrique et au niveau de l'appendice xyphoïde. Pas de douleur dorsale correspondante, pas de tumeur épigastrique.

Poumons, foie, cœur, normaux.

La douleur de la fosse iliaque gauche persiste et est très-vive à la pression, sur le milieu d'une ligne allant de l'épine iliaque antéro-supérieure à la symphise pubienne.

Pas d'alcoolisme, pas de chagrins domestiques.

Le toucher donne les résultats suivants :

Col peu volumineux, légèrement entr'ouvert.

Culs-de-sac latéral droit et antérieur libres.

Dans le cul-de-sac postérieur, tumeur très-douloureuse, arrondie, au niveau de l'union du col avec le corps. M. Gallard (avec réserve jusqu'au cathétérisme) pense que c'est le corps en rétroflexion.

Dans le cul-de-sac latéral gauche, empâtement, battements artériels : profondément on arrive sur une tumeur qui fuit sous le doigt et dont la pression provoque une douleur excessivement vive.

Si on essaie de dévier l'utérus à gauche, on détermine. par cette manœuvre, une souffrance très-grande.

M. Gallard diagnostique : *Ovarite gauche* avec inflammation péri-utérine, et institue le traitement approprié : cataplasmes laudanisés, injections émollientes opiacées, quart de lavement laudanisé, une pilule de 0,05 centig. d'extrait thébaïque, potages et bouillons.

22 février. On pratique le cathétérisme, on est obligé d'enfoncer l'instrument le manche dirigé en haut. Le toucher, combiné au cathétérisme, permet de constater que, par cette manœuvre, la tumeur du cul-de-sac postérieur est en partie effacée et qu'elle reparaît dès qu'on enlève l'instrument.

Le 27. Un peu de soulagement, l'appétit revient. Même traitement.

16 mars. La malade a très-soigneusement gardé le lit, les douleurs ont à peu près disparu. Les règles ne se sont pas montrées comme par le passé, elles sont même en retard, leucorrhée depuis quinze jours. Etat général satisfaisant.

La tumeur du cul-de-sac postérieur persiste, elle n'est plus douloureuse, celle du cul-de-sac latéral gauche a presque disparu.

Depuis quelques jours, amaigrissement notable, fièvre vespérale, sueurs nocturnes, pas de toux, expiration prolongée au sommet en arrière et à droite. Peut-être l'ovarite aurait-elle hâté l'évolution d'une tuberculose latente ? Il serait intéressant de suivre la malade.

Elle quitte l'hôpital le 17 mars 1877.

Observation V.

Le 27 février 1877, était reçue à l'hôpital de la Pitié, salle du Rosaire, lit n° 9, service de M. Gallard, Cécile C....., culottière, âgée de 21 ans.

Elle a été réglée à 15 ans, sans douleurs bien vives. Règles assez abondantes, durant cinq à six jours; sang rouge; régulières, revenant tous les mois aux mêmes époques.

Il y a deux ans, sans qu'il soit possible d'en retrouver le motif, léger dérangement : les règles se montrent trois fois tous les deux mois, aussi abondantes et sans douleur aucune. Pas de leucorrhée.

Dans le courant du mois de février, la malade voit deux fois, le 1er et le 15 ; le 15, l'écoulement persiste dix jours, le sang est bien plus pâle. Dans l'intervalle de ces deux écoulements, elle ressent des douleurs très-vives au niveau de la région lombaire, elles s'étendent ensuite à la région ovarienne gauche, puis à la droite, s'irradient dans l'aine et la cuisse droites, à la partie supérieure de la région interne. Douleurs continues, avec exacerbations provoquées surtout par le moindre mouvement. La malade dit qu'il lui semble qu'on lui arrache, qu'on lui tiraille les chairs. Ces douleurs ne cessant pas, la malade fut obligée de se mettre au lit, et huit jours après, elle réclamait son admission à l'hôpital.

État actuel. — La douleur est parfaitement limitée à la fosse iliaque droite, sur le milieu d'une ligne allant du pubis à l'épine iliaque antérieure et supérieure, douleur sourde, disparaissant dans le décubitus dorsal, augmentant par la toux, le rire, les larges inspirations, et surtout par la pression. La région ovarienne gauche est à peine sensible.

Pas de fièvre, l'appétit est assez bien conservé.

Constipation opiniâtre.

Douleurs très-vives pendant la miction, la malade éprouve le besoin d'uriner toutes les cinq minutes, et c'est à peine si elle laisse écouler quelques gouttes d'urine.

Toucher. — Col gros pour une femme n'ayant pas eu d'enfants. Vagin modérément chaud.

Dans les culs-de-sac, deux tumeurs, l'une à droite, l'autre à gauche, arrondies, très-douloureuses.

La droite est plus volumineuse et plus sensible.

Les culs-de-sac antérieur et postérieur sont libres.

M. Gallard diagnostique : *Ovarite double*, plus marquée à droite.

Douze sangsues, cataplasmes laudanisés, grand lavement, trente grammes d'huile de ricin, bouillons et potages.

Les douleurs s'apaisent graduellement.

11 mars. Malgré la défense expresse de M. Gallard, la malade s'est levée et s'est un peu fatiguée. Aujourd'hui, elle a été reprise des mêmes douleurs, plus vives que jamais, partant des reins, et venant se localiser dans les régions ovariennes, surtout à droite, avec irradiations dans les cuisses. Fièvre, nausées, pas de frissons, pas de vomissements. Ventouses scarifiées, soulagement à peine notable.

Le 14. Quart de lavement laudanisé, qui calme très-rapidement les douleurs. La malade passe une bonne nuit, la poussée inflammatoire a cédé.

Toujours constipation opiniâtre, miction moins douloureuse.

Leucorrhée depuis le 11 mars.

Les jours suivants ne présentent rien de particulier à noter. L'état général est en somme satisfaisant, mais le toucher vaginal ne révèle aucune amélioration sensible du côté des tumeurs ovariennes.

Sourde aux conseils de M. Gallard, la malade veut à tout prix rentrer chez elle, et elle quitte l'hôpital le 31 mars.

TERMINAISON.

La marche de l'ovarite est essentiellement lente, marquée par des alternatives de bien et de mal, et par une tendance continuelle aux récidives et aux exacerbations. La résolution est-elle possible ? Il est douteux qu'il soit donné de l'observer complète. Il doit rester toujours certaines altérations avec épaisissement de la gangue conjonctive interfolliculaire, et un certain degré de sensibilité anormale de l'ovaire. Il semble donc qu'on puisse considérer comme passage à l'état chronique la plupart des cas donnés comme terminaison par résolution.

La guérison radicale serait une exception très-rare dans l'ovarite. La malade reste condamnée à tous les accidents de l'ovarite chronique, avec menace continuelle de poussées aiguës nouvelles et peut-être de suppuration.

La suppuration se fait, en effet, soit dans des ovaires atteints depuis longtemps d'inflammation chronique, soit à la suite d'ovarite franchement aiguë, et au bout d'un temps très-court, de deux à trois semaines. Elle est marquée par les symptômes qui annoncent la formation du pus en un point quelconque de l'organisme, petits frissons répétés, sueurs nocturnes, élévation de température, douleurs lancinantes. En même temps, la tumeur augmente de volume ; l'empâtement du ventre à la palpation, des culs-de-sac au toucher, devient plus prononcé. On pourrait même, d'après Récamier, sentir une fluctuation obscure en combinant le palper et le toucher.

La suppuration, comme nous l'avons vu, peut être disséminée en petits abcès dans l'ovaire, et alors la mort est la règle, soit par suite de l'intensité des symptômes généraux, soit par le fait d'une péritonite généralisée. D'autres fois, le pus peut s'enkyster, tantôt dans un follicule devenu énorme, tantôt dans l'ovaire, tranformé en une poche purulente à coque épaissie. Dans ces cas, que devient le pus ?

D'après les auteurs, l'abcès peut s'ouvrir en différents points, dans le péritoine, au dehors par la paroi abdominale directement, dans le rectum ou dans le gros intestin, dans le vagin, dans la vessie. Les exemples cités sont nombreux ; mais il ne faudrait pas les considérer tous comme parfaitement authentiques ; ceux qui manquent du contrôle de l'autopsie doivent être tenus pour fort suspects : rien ne prouve, en effet, qu'il ne s'agissait pas dans ces cas d'un phlegmon du ligament large ou de la fosse iliaque, dont les modes de terminaison sont les mêmes.

L'ouverture de l'abcès dans le péritoine est relativement rare ; elle amène une péritonite aiguë et la mort en très-peu de jours. La péritonite peut-elle se produire par simple propagation inflammatoire, sans perforation ? Voici un cas publié dans les *Bulletins de la Société anatomique*, 1875, — séance du 30 avril, — qui semble établir la possibilité de ce fait.

OBSERVATION VI.

Double ovarite. — Pelvi-péritonite ancienne. — Péritonite purulente aiguë. — Polype fibreux de la cavité utérine. — Pleurésie purulente du côté droit; par Ch. Rémy, interne des hôpitaux.

R..., Marie, âgée de 53 ans, couturière, entre le 45 mars 1875 à l'hôpital de Lourcine, service de M. Lancereaux.

Cette malade raconte que, depuis le siége, elle a des hémorrhagies utérines peu abondantes, revenant tous les quinze jours ; malgré cela elle a toujours travaillé et n'a cessé son travail qu'il y a huit jours. A cette époque elle fut arrêtée par des douleurs subites dans le ventre, sans vomissements, avec fièvre. Ces douleurs n'ont pas cessé depuis leur apparition ; deux jours après leur début survint du tympanisme.

État actuel. — La malade est affaissée. Intelligence nette. Teinte subictérique des conjonctives. Face couverte de sueur. Extrémité des doigts bleuâtre. Langue légèrement refroidie et rouge. Parole affaiblie. Ballonnement du ventre, un peu plus marqué à gauche qu'à droite. Tout l'abdomen est sonore. Tension de la paroi abdominale. Le toucher vaginal permet de constater qu'il n'existe aucune lésion sur le col de l'utérus, ni dans les parois du vagin.

Pouls petit, filiforme, fréquent ; 120 pulsations Matin, T. A. 37,5. Limonade vineuse. café. Lavement purgatif. Vésicatoires de chaque côté de la ligne blanche.

Soir, T. A. 39,7. — Deux vomissements jaunâtres, fécaloïdes, dans la journée.

Mort le soir à 5 heures, 16 mars.

Autopsie. — Les intestins adhèrent faiblement les uns aux autres. Fausses membranes fibrino-purulentes, siégeant surtout dans les sinus que forment deux anses voisines en s'accolant. Vésicule biliaire affaissée contenant un calcul.

Le rectum adhère dans une grande partie de son étendue aux annexes de l'utérus, et notamment à la trompe gauche. Rien à la vessie.

L'utérus est augmenté de volume. Dans sa cavité, qui est dilatée existe un corps fibreux du volume d'un œuf de pigeon; il remplit la cavité utérine et est implanté sur le fond par un pédicule très-peu rétréci relativement au reste du polype. Les orifices des cornes de l'utérus sont libres.

Le cul-de-sac rétro-utérin n'existe plus : adhérence totale de la face postérieure de l'utérus avec le rectum. Le cul-de-sac vésico-utérin est intact.

A gauche, l'*ovaire*, du volume d'un petit œuf de poule est plein de pus. La trompe du même côté est accolée à la face postérieure de l'utérus et à l'ovaire qu'elle contourne ; elle est dilatée, mais sa muqueuse n'a pas suppuré. Elle est perméable dans toute son étendue.

A droite, l'ovaire est moins altéré. Il est rougeâtre et contient un caillot récent. La trompe, qui a la même situation que la trompe gauche, contient du pus. Le péritoine qui tapisse ces organes est très-épaissi.

Le point de départ de la péritonite est évidemment dans les annexes de l'utérus.

Le foie a un volume normal, il paraît aplati ; aspect légèrement granuleux ; il contient quelques granulations jaunes. Cœur chargé de graisse. Oreillette et ventricule droits remplis par un caillot fibrineux. Poumons œdématiés et emphysémateux. Fausses membranes purulentes à la base de la plèvre droite.

M. *Périer* demande si l'abcès ovarique s'est ouvert dans la cavité péritonéale.

M. *Rémy.* Nous avons pu nous assurer qu'il n'y avait pas de perforation. La péritonite s'est développée par propagation.

L'ouverture directe par la paroi abdominale n'est pas

plus fréquente. Montault, Robert Lee, Lisfranc (1) en ont cité des exemples. Courty en a vu deux cas ; l'ouverture s'est faite au niveau de la fosse iliaque (2).

Le rectum et le vagin sont les points par où l'abcès se vide le plus habituellement. Ces deux voies paraissent également favorables à la guérison (3). Pourtant, la mort peut survenir à la suite de l'épuisement produit par une suppuration intarissable (4).

Ce que nous avons dit de la position occupée par l'ovaire enflammé explique la rareté de l'ouverture des abcès par la vessie : Andral, Murat et M. Gallard en ont cité des cas incontestables (5).

Les autres voies suivies par le pus sont encore plus exceptionnelles. Le pus a pu s'écouler par l'S iliaque (Montault), par le cæcum (Dupuytren); il a pu venir se collecter au niveau de l'orifice inguinal (6). On a signalé l'ouverture de l'abcès par le corps de la matrice (7), dans la trompe (8). Dans un cas, le pus est resté dans la

---

(1) Piorry. Bulletin clin., I, p. 108.
Cyclopedia of pratic. méd., III, p. 228, 1834.
. Négrier. Ouvr. cit. 1840.
(2) Doublet. Recherches sur la fièvre puerpérale, 1791, p. 277.
Robert Lee. Cité par Chéreau. Mém. cit., p. 141.
Lisfranc. Clinique de la Pitié, III, p. 682.
Courty. Ouvr. cit., p. 573.
(3) Nauche. Des maladies propres aux femmes, p. 260.
Montault. Cité par Chéreau. p. 161.
Courty. Ouvr. cit., p. 572.
(4) Bennett. New-York's journal, septembre, 1846.
(5) Andral. Précis d'anat. path. 1829, t. II, p. 704.
Murat. Dict. sciences méd., t. XXXIX, p. 17.
Gallard. Ouvr. cit., p. 747.
(6) Library of méd. 1840. London, t. IV. Chéreau 169.
(7) Biblioth. méd. prat. 1843, t. I, p. 655.
(8) Chambon de Monteaux. Mém. Acad. sc. 1700.

trompe qu'il a dilatée en forme de poche purulente (1).
Enfin, un exemple d'ouverture double par l'utérus et
par la vessie a été rapporté par Mme Boivin.

Nous n'insisterons pas sur ces trajets différents suivis
par le pus. Dans tous les cas, la suppuration peut se ta-
rir progressivement et la malade guérir. Comme nous
'avons dit, l'ouverture par le rectum et par la vessie
semblent favoriser plus spécialement ce mode de guérison. Mais dans tous les cas aussi, le pus peut continuer
à se former et à s'écouler indéfiniment, et la malade
meurt épuisée par la suppuration ou avec des accidents
de pyohémie.

Outre ces trois modes de terminaison, — résolution
le plus souvent incomplète, passage à l'état chronique,
suppuration, — il faut en indiquer un quatrième qui est
propre à l'ovarite puerpérale, la gangrène de l'ovaire.
Nous en avons déjà parlé au chapitre de l'anatomie pathologique : il est donc inutile de revenir sur ce point.

DIAGNOSTIC.

La difficulté du diagnostic de l'ovarite, difficulté que
tout le monde s'accorde à reconnaître, doit être attribuée
à plusieurs causes. En premier lieu, l'ovarite se confond
d'une manière tellement intime avec les phlegmasies
des organes environnants, que leur coexistence est en
quelque sorte la règle chez la plupart des malades. Si
les signes de la pathogénie de ces phlegmasies voisines
étaient parfaitement connus, il n'y aurait là que demi-
mal ; on pourrait encore arriver assez facilement à faire
à l'ovaire la part qui lui revient. Malheureusement il

(1) Laumonier. Mém. Soc. roy. de méd. 1782, p. 296.

n'en est pas ainsi. Le chaos des inflammations péri-utérines est loin d'être entièrement débrouillé. On a cherché d'abord à localiser le siége de ces inflammations dans le tissu cellulaire du ligament large (Nonat), dans le péritoine pelvien (Bernutz et Goupil) (1). Puis on a voulu savoir le point d'origine de ces inflammations. Ces deux derniers observateurs ont soutenu que la pelvi-péritonite, toujours symptomatique, dérivait des altérations de l'utérus et de ses annexes, plus souvent de l'inflammation de l'ovaire et de la trompe que de la matrice. Aran, allant plus loin, prétend que c'est toujours de l'ovaire ou de la trompe que part la première traînée inflammatoire. Dans le même ordre d'idées, les Allemands décrivent les inflammations péri-utérines sous le nom de *péri-oophorites* ou *péri-salpingites*, suivant que l'ovaire ou la trompe en a été le point de départ.

Voilà pour la pelvi-péritonite. Mais le phlegmon du tissu cellulaire péri-utérin, comment l'expliquer? On admettait l'influence de la puerpéralité, du traumatisme, du coït, des troubles menstruels sans spécifier le mode d'action de ces causes, C'est alors que l'idée d'une lymphangite et d'une adénite des ganglions circumutérins a commencé à se faire jour. Actuellement, l'existence de cette lymphadénite péri-utérine ne saurait être contestée (2).

(1) Nonat. Traité pratique des maladies de l'utérus et de ses annexes 1860.

Gallard. Du phlegmon péri-utérin. Th. Paris 1855.

Fraria. Du phlegmon des ligaments larges. Th. Paris 1866.

Bernutz et Goupil. Clinique médicale sur les maladies des femmes, t. II, 1862.

(2) Lucas-Championnière. Th. Paris 1870. — Archives de tocologie 1875, p. 449.

Fioupe. Th. Paris 1876.

On voit donc que trois lésions distinctes, l'ovarite, la salpingite, l'adénite péri-utérine, peuvent déterminer l'ensemble de symptômes réunis autrefois sous le nom commun et un peu vague d'inflammation péri-utérine ou de *cellulite-pelvienne* (Gendrin). Existe-t-il des signes qui soient propres à chacune de ces variétés, et est-il possible d'après ces signes, s'ils existent, de distinguer une de ces lésions des deux autres? C'est à cela, en dernière analyse, que revient le problème compliqué du diagnostic de l'ovarite, et c'est ce que nous devons surtout chercher à reconnaître (1).

Mais auparavant, il est nécessaire de déblayer un peu le terrain et d'éliminer les autres affections qui pourraient offrir quelque point de ressemblance avec l'ovarite, — la congestion morbide simple de l'ovaire, la névralgie ovarienne ou ovaralgie, l'hématocèle rétro-utérine, la métrite.....

L'ovarite est constituée par un ensemble de symptômes à marche intermittente et lente presque caractéristique, douleur, troubles menstruels, fièvre, nervosisme, signes physiques. C'est dans les caractères de chacun de ces groupes de symptômes, dans le mode de début, dans la marche spéciale de l'affection, dans le siége de la douleur, et surtout dans l'exploration par le toucher, qu'il faut chercher les éléments différentiels.

Voici comment M. Courty décrit le développement d'une ovarite. — « Une jeune fille, au moment de ses règles, deux ou trois jours après qu'elles ont commencé, ressent des douleurs dans la fosse iliaque, avec irradia-

(1) Auger. De la lymphadénite péri-utérine. Th. Paris 1876.

Mary. Etude sur une forme d'adéno-lymphite péri-utérine. Th. Paris 1877.

tions, nausées, vomissements. Ces douleurs continuent, quoique à un moindre degré, éprouvent des exacerbations à l'époque des mois ; il survient des troubles menstruels. La malade est nerveuse, irritable ; elle maigrit : ses yeux se cernent, son visage est terne et languissant : elle a probablement une ovarite. Le mariage, conseillé souvent intempestivement pour régulariser la menstruation, aggrave les douleurs : de la leucorrhée se déclare : la jeune femme reste stérile. L'ovarite est de plus en plus probable. »

Une simple *fluxion* morbide de l'ovaire au moment des règles, sous l'influence d'excès de coït ou de non-satisfaction des désirs vénériens, ne saurait être confondue longtemps avec une maladie aussi tenace : la congestion cède rapidement à l'emploi de moyens appropriés. Outre cette prompte sédation, les symptômes ont aussi moins d'acuité : la douleur est moins vive, il y a peu de fièvre ; mais il faut reconnaître que c'est surtout la marche de la maladie qui doit assurer le diagnostic, la congestion n'étant en somme que le premier degré de l'inflammation.

La *névralgie ovarienne,* si fréquente chez les hystériques, et qui s'accompagne habituellement de troubles menstruels variés, doit être différenciée de l'ovarite, d'autant plus soigneusement que l'ovarite, comme nous l'avons vu, provoque assez souvent l'apparition de phénomènes hystériformes. Mais l'ovaralgie hystérique a des caractères spéciaux ; elle est parfois extrêmement aiguë, lancinante, revenant par accès irréguliers, s'irradiant vers le vagin, l'urèthre, d'autres fois plus sourde, elle détermine, quand on appuie profondément sur l'ovaire douloureux, la sensation du globus hystéricus, remontant d'abord vers l'épigastre, puis jusqu'au cou, avec strangulation et spasmes cloniques plus ou moins développés. Elle coïncide aussi fréquemment avec une hémi-anesthésie du côté correspondant à l'ovaire névralgié. D'autre part, il n'existe, dans l'ovaralgie, aucun des symptômes inflammatoires de l'ovarite ; la fièvre manque absolument. Enfin le toucher vaginal ou rectal ne permet pas d'atteindre l'ovaire, qui n'est pas abaissé comme dans l'ovarite, et ne fait constater aucune chaleur, ni aucun empâtement des culs-de-sac utérins.

L'*hématocéle rétro-utérine* peut ressembler à son début à une ovaro-péritonite aiguë, — suppression ou exagération des règles, gonflement du ventre, fièvre, vomissements. Le toucher vaginal et rectal établit le diagnostic en faisant reconnaître l'existence d'une tumeur volumineuse, mollasse, repoussant le col utérin en avant contre le pubis. Une pareille tumeur accompagnée des phénomènes qui caractérisent les hémorrhagies internes, lipothymies, syncopes, pâleur de la face, refroidissement des extrémités, différencie la péritonite de l'hématocèle de la péritonite qui peut coïncider avec l'ovarite.

La *métrite* se distingue de l'ovarite par des signes qui ne sauraient permettre une confusion bien longue. La douleur siége dans l'hypogastre même et non dans les fosses iliaques. Le toucher vaginal en démontre nettement la localisation dans l'utérus même. Les culs-de-sac sont libres, dépressibles. Mais la pression du doigt sur le col ou le corps détermine aussitôt la douleur utérine, surtout, lorsque, combinant le palper hypogastrique avec le toucher, on refoule l'utérus en bas vers le doigt en contact avec le col : on délimite ainsi exactement la matrice et on est certain de n'agir qué sur elle. On réveille la même souffrance aiguë en imprimant, avec le doigt, des mouvements en divers sens à l'organe. Dans l'ovarite, la douleur qui est latérale ne s'exaspère que quand on fait basculer l'utérus en sens opposé, de façon que le corps vienne comprimer l'ovaire enflammé. Tout en spécifiant ces signes différentiels, il est bon de se rappeler que la métrite peut très-bien s'accompagner d'ovarite, de même que l'ovarite peut aussi causer et entretenir un certain degré de métrite.

On ne prendra pas pour un ovaire abaissé et tombé dans le cul-de-sac rétro-utérin, le corps de la matrice en *rétroversion* ou en *rétroflexion*. Il se produit dans ces cas des phénomènes douloureux au moment des règles, des perturbations menstruelles; l'organe dévié devient sensible. Mais outre les renseignements fournis par le cathétérisme utérin, le doigt, introduit dans le vagin, n'a qu'à suivre attentivement le bord de l'utérus depuis le museau de tanche jusqu'au fond de l'organe, pour avoir la certitude de la continuité du col avec le corps et de l'existence de l'angle qui les réunit l'un à l'autre. Cette continuité de la tumeur rétro-utérine avec le col constatée, on ne peut songer à autre chose qu'à un utérus fléchi en arrière.

M. Gallard signale encore comme pouvant être confondues avec l'ovarite la *colique néphrétique* et la *colique saturnine.*

Pour la colique néphrétique, le début subit, l'extrême intensité de la douleur, sa localisation dans la région rénale, ses irradiations dans la grande lèvre plutôt que dans la cuisse, mettront sur la voie d'un diagnostic que le toucher, dans tous les cas, viendra éclairer d'une façon définitive.

Quant à la colique saturnine, la douleur abdominale vive, avec constipation, nausées et même vomissements, peuvent égarer un instant ; mais un examen très-superficiel pourrait seul justifier une erreur. Dans le cas que cite M. Gallard, c'est la malade même qui avait fait commettre la confusion, et elle en était bien excusable. Employée dans une fonderie de caractères en imprimerie, ayant eu à trois ou quatre reprises des attaques de colique de plomb, elle s'était crue atteinte à nouveau de la même maladie. Trouvant le ventre tendu au lieu d'être aplati, douloureux à la pression qui dans la colique saturnine détermine au contraire un soulagement, constatant une localisation exacte de la douleur dans la région ovarienne, en même temps que de la fièvre, des frissons antérieurs et l'absence sur les gencives du liseré caractéristique de Burton, M. Gallard pratiqua le toucher et reconnut la tumeur formée par l'ovaire enflammé.

Ces différentes causes d'erreur étant écartées, reste à examiner la question du diagnostic des inflammations des annexes de l'utérus entre elles, ovarite, salpingite, lymphadénite péri-utérine, en même temps qu'à rechercher si, un phlegmon du ligament large ou une pelvipéritonite étant donnés, il est possible d'en préciser l'origine dans un des organes contenus dans le petit bassin.

Peut-on diagnostiquer une *salpingite*, d'une ovarite ? Voici ce que dit M. Seuvre (1) dans son travail sur l'inflammation des trompes utérines : — « Tous les auteurs qui se sont occupés spécialement de l'étude des affections utérines s'accordent pour reconnaître la difficulté du diagnostic d'une affection des trompes, même quand elle est isolée. Avant tout, on doit penser à la fréquence de la salpingite et songer à elle pour soupçonner son existence. L'examen minutieux des commémoratifs, des

(1) Seuvre. Th. Paris 1874, p. 60.

symptômes antérieurs, et de la marche de l'affection, donnera naissance à une opinion, non pas indiscutable, mais basée toutefois sur quelques probabilités. On doit aussi mentalement dans l'observation des malades, chercher à faire un diagnostic en quelque sorte par exclusion : les autres affections péri-utérines ont en général une étiologie, des symptômes et une évolution mieux définis : quand ces indices feront défaut, l'idée de leur existence pourra être repoussée, et on sera porté à admettre la salpingite. »

Un signe qu'a donné Kiwish est la présence, chez quelques femmes très-amaigries, d'un *cordon doulou-reux* partant des angles de l'utérus, et allant se perdre sur la partie postérieure du petit bassin. Ce cordon bos-selé, allongé, flexueux, n'est autre que la trompe enflammée : il pourrait être senti par un palper abdominal méthodique. Mais Aran, Scanzoni, M. Courty, pensent que ce signe ne saurait suffire. Un phlegmon du ligament large, des adhérences multipliées du petit bassin pourraient donner des sensations analogues.

Ce n'est donc guère que par exclusion qu'on arrive à diagnostiquer une salpingite. L'étiologie peut cependant fournir quelques données. C'est ainsi que l'existence d'une blennorrhagie est pour certains auteurs, un motif de pencher du côté de la salpingite, puisque la réalité de l'ovarite blennorrhagique ne saurait être regardée indiscutable, aucune autopsie n'étant venue en démontrer les lésions.

D'ailleurs, comme nous l'avons vu, la salpingite et l'ovarite coexistent habituellement. Un diagnostic différentiel entre ces deux affections n'a donc au fond que peu d'intérêt pratique : c'est une pure satisfaction intellectuelle : mais l'on ne saurait être blâmé de tendre à une précision de diagnostic aussi grande que possible.

En dernière analyse, la question reste circonscrite entre l'ovarite et la *lymphadénite péri-utérine*, ou *adéno-lymphite* de M. Alph. Guérin. Et par là il ne faut pas entendre le phlegmon du ligament large, mais cette forme spéciale d'adénite décrite par M. Alp. Guérin et par M. Mary, son élève, adénite qui peut devenir un adéno-phlegmon et déterminer un abcès du ligament large, mais qui présente auparavant un certain nombre de signes susceptibles de produire la confusion avec l'ovarite. Quels sont, en effet, les symptômes de cette affection ? Elle débute par un frisson ou une série de frissons avec douleur dans les fosses iliaques, surtout un peu au-dessus de l'aîne. On trouve, par la palpation, une tumeur située immédiatement au-dessus du ligament de Fallope, douloureuse et immobile. Le toucher vaginal révèle de la chaleur du conduit, de la douleur dans un des culs-de-sac et une tumeur. « Ce qu'on sent le plus fréquemment, dit M. Mary (1) c'est, dans le cul-de-sac latéral à sa jonction avec le cul-de-sac antérieur, une petite tumeur de la grosseur d'une noisette, mobile, distante du pubis de deux centimètres environ, et se prolongeant par un cordon vers le tiers supérieur du détroit supérieur. » C'est là ce qu'on observe dans l'adéno-lymphite au début ou quand elle commence à se résoudre. D'autres fois, on trouve une plaque indurée, du volume d'un œuf de poule.

On voit qu'il existe un certain nombre de signes communs à l'adénite et à l'adéno-lymphite. Le toucher lui-même peut induire en erreur à un examen superficiel. Mais on ne s'en laissera pas imposer si l'on songe que,

(1) Mary. Th. Paris 1877, p. 30.

dans l'adéno-lymphite, la douleur siége presque au niveau du pli de l'aine, tandis que dans l'ovarite elle remonte un peu plus haut sur le milieu d'une ligne allant de l'épine iliaque antéro-supérieure à la symphyse des pubis. Toutefois ce signe ne saurait être décisif. Ce sont les détails du toucher qui assurent le diagnostic. Dans l'adénite, il existe, comme dans l'ovarite, une tumeur arrondie, douloureuse, dans un des culs-de-sac, mais cette tumeur se rapproche du cul-de-sac antérieur, elle est à deux centimètres du pubis. Au contraire, la tumeur formée par l'ovaire enflammé est rejetée en arrière, vers le cul-de-sac recto-utérin. De plus, la tumeur ganglionnaire est assez facile à atteindre, elle n'est pas très-élevée, tandis qu'il faut porter profondément et très-haut le doigt pour toucher la tumeur ovarienne. Enfin, bien que l'adénite soit douloureuse, la pression digitale ne détermine pas la douleur *exquise*, spéciale, qu'on provoque quand on saisit l'ovaire enflammé entre un doigt introduit dans le vagin, et l'autre placé dans le rectum.

On a encore, pour s'aider, les conditions étiologiques des deux affections, l'examen du col utérin, l'existence sur le col d'ulcérations, de chancre (Mary), expliquant la lymphadénite. Dans les cas de blennorrhagie, les deux maladies, salpingo-ovarite et adéno-lymphite sont possibles. Un toucher attentif peut seul faire reconnaître la vérité.

Reste enfin la question du diagnostic de l'ovarite avec le *phlegmon péri-utérin*. Dans le phlegmon, on trouve un empâtement dur et résistant des tissus ; il existe, dans le fond du vagin, une tumeur fixe, ne fuyant pas sous le doigt, adhérent aux tissus voisins, et les faisant adhérer entre eux, enclavant l'utérus devenu immobile, faisant saillie tout autour du museau de tanche ou dans un des culs-de-sac qu'elle efface : on sent des battements artériels à sa surface.

L'ovarite ne présente aucun de ces symptômes. En pareil cas, il n'y a donc pas lieu d'y songer. Mais il peut se faire qu'une ovarite, simple au début, se soit compliquée d'un phlegmon du ligament large, comme une adénite péri-utérine peut devenir aussi un adéno-phlegmon. Quand on se trouve en présence d'une inflammation du tissu cellulaire péri-utérin, c'est donc cette lésion primordiale, cause de l'inflammation, qu'il faut s'efforcer de reconnaître. Si l'étude des commémoratifs, des symptômes fonctionnels, permet quelquefois d'y arriver, si, à une certaine période, les signes physiques peuvent aussi y aider, il faut avouer que bien souvent on ne saurait hasarder qu'un diagnostic hypothétique.

PRONOSTIC.

L'ovarite simple, à marche lente, met rarement la vie en danger, à moins qu'elle ne se termine par suppuration. Le pronostic n'en est pas moins toujours fâcheux. En premier lieu, il faut tenir compte de la possibilité de cette suppuration, qui peut se produire à tout moment dans le cours de la maladie, à la suite d'une exacerbation subite. Ce que nous avons dit de ce mode de terminaison suffit pour faire comprendre le caractère de gravité que prend dès lors la maladie au point de vue de la vie même de la patiente.

Mais ce n'est point là ce qui donne au pronostic de l'ovarite un caractère particulier. Il faut considérer les modifications que détermine cette inflammation, soit

dans l'organe même, soit sur le péritoine ambiant, soit
sur les organes voisins. Ces modifications résul-
tent d'altérations anatomiques que nous connaissons,
— destruction des vésicules ovariennes, hyperplasie
de la trame conjonctive, brides péritonéales, inflammation de la trompe. Les conséquences directes de
ces lésions sont des déplacements portant sur l'ovaire,
sur les trompes, sur l'utérus. Les ovaires, dont le volume
et le poids sont augmentés, ont une tendance à tomber
dans le cul-de-sac recto-utérin, où des adhérences péritonéales les fixent. Cette chute des ovaires retentit sur
l'utérus, qui se trouve attiré en arrière et renversé, parfois en rétro-version ou en rétro-flexion complète. Enfin,
les trompes se dévient, se placent dans des positions
vicieuses, et leur pavillon ne se trouve plus en rapport, au moment de l'ovulation, avec la surface de
l'ovaire.

Les conséquences fonctionnelles de ces divers déplacements se résument en deux mots, troubles menstruels
et stérilité.

L'aménorrhée et la dysménorrhée d'une part, les mé-
trorrhagies de l'autre, sont la règle chez les femmes atteintes d'ovarite. Les douleurs, au moment des époques,
sont encore accrues par la coexistence ordinaire de pelvi-
péritonite plus ou moins étendue, et par les redouble-
ments inflammatoires, les réchauffements, qui se font
du côté du péritoine malade à chaque congestion menstruelle.

Quant à la stérilité, la sclérose progressive de l'ovaire
avec oblitération des vésicules l'explique sans difficulté, surtout quand ces lésions portent sur les deux
ovaires. Les déviations de l'utérus et des trompes y

contribuent de leur côté, en gênant ou en empêchant complètement l'ascension du sperme vers l'ovule (1).

M. Gallard a insisté à un autre point de vue sur la gravité de l'ovarite. Quand l'ovarite se produit chez des femmes en voie de tuberculisation, il faut craindre, dit-il, qu'elle n'imprime une marche plus rapide à la diathèse, en même temps que cette dernière sera la cause non-seulement de la persistance et de la chronicité de la phlegmasie ovarienne, mais aussi de sa tendance plus grande à la suppuration. Il faudra donc réserver encore davantage son pronostic chez une femme dont les sommets semblent suspects, ou chez qui les antécédents héréditaires pourront faire redouter le développement de la diathèse tuberculeuse. Et ces réserves devront être faites à un double point de vue, d'abord eu égard à la marche même de l'affection locale, et ensuite en ce qui concerne l'évolution ultérieure ou prochaine des lésions pulmonaires.

Quant au pronostic des différentes variétés d'ovarites, il ne saurait nous arrêter longtemps. L'ovarite puerpérale s'accompagne ordinairement de métro-péritonite purulente, et la mort est la conséquence fatale de ces lésions dans les conditions où se trouve une nouvelle accouchée. Pour les autres variétés, blennorrhagique, varioleuse, ourleuse, leur pronostic ne semble pas différer de celui de l'ovarite essentielle ou cataméniale. Si la mort est survenue dans des cas d'ovarite varioleuse, ce n'est évidemment pas l'ovarite, mais la variole, qu'il faut en rendre responsable.

____

(1) E. Tilt. De l'inflammation subaiguë des ovaires et des trompes comme une des causes de stérilité. London journal of med. 1849.

TRAITEMENT.

Au point de vue du traitement de l'ovarite aiguë, on peut considérer à la maladie trois périodes, un stade aigu, franchement inflammatoire, un stade d'oscillations avec douleurs menstruelles, tendance à de nouvelle poussées aiguës, un stade de terminaison par passage à l'état chronique ou par suppuration.

Dans la première période, c'est au traitement antiphlogistique qu'il faut avoir recours. L'énergie de la médication doit évidemment être graduée sur l'intensité des phénomènes morbides.

Les *émissions sanguines* sont le premier moyen à mettre en usage. On n'emploie guère la saignée générale. Cè sont les saignées locales qui sont indiquées, au moyen de sangsues ou de ventouses scarifiées. L'ovaro-péritonite aiguë doit être combattue, surtout chez les femmes vigoureuses, par de larges applications de sangsues, 15 à 30, sur la fosse iliaque ou l'hypogastre. Ces applications ont d'autant plus de chances de succès qu'elles sont employées à une époque plus rapprochée du début. Dans l'ovarite simple, sans complications péritonéales trop prononcées, 4 à 12 sangsues suffisent, soit au niveau de l'hypogastre, soit à la partie supérieure des cuisses. M. Gallard préfère 4 à 5 ventouses scarifiées sur le bas-ventre. Si la douleur et les phénomènes inflammatoires ne cèdent pas, il ne faut pas hésiter à renouveler, avec une certaine modération toutefois, les émissions sanguines.

Scanzoni, Aran, M. Courty, conseillent, dans l'ovarite aiguë simple, l'application de sangsues sur le col même de l'utérus. M. Gallard réserve ce mode de traitement pour la période d'oscillations, alors qu'il existe une tendance à l'aggravation des symptômes inflammatoires à chaque époque menstruelle. Il applique alors 2 à 4 sangsues sur le museau de tanche, quelques jours avant l'apparition des règles, et répète cette application quelques jours après leur cessation.

Concurremment avec ces émissions sanguines, il faut ordonner le repos absolu, la diète dans les premiers jours, puis une alimentation légère, des tisanes délayantes dans l'ovarite simple, des boissons acidules glacées s'il y a ovaro-péritonite avec nausées et vomissements, de la glace par fragments si les vomissements sont très-fréquents. Dans ce même ordre d'indications symptomatiques, on administrera, contre l'élément douleur, l'extrait thébaïque à la dose de 5 centigrammes toutes les quatre ou cinq heures, de manière à en faire prendre 25 à 30 centigrammes par jour (Courty).

Contre la constipation qui est ordinaire, des lavements huileux suffisent. Pourtant, dans les premiers jours, s'il existe de l'embarras gastrique, un éméto-cathartique ou un simple purgatif ne sont pas déplacés. M. Gallard conseille le calomel dont on utilise ainsi la double action purgative et résolutive.

On doit faire suivre les émissions sanguines de l'application de cataplasmes émollients, arrosés de laudanum. Des bains tièdes prolongés, des bains de siége matin et soir, avec la décoction mélangée de plantes mucilagineuses, comme les feuilles de mauve, la racine de guimauve, la graine de lin, et de plantes narcotiques, jusquiame, morelle, belladone, sont indiqués quand la femme peut se lever et n'en doit pas éprouver trop de fatigue.

On peut associer aux cataplasmes l'usage de l'onguent

napolitain belladoné. Lisfranc recommandait l'usage de l'onguent mercuriel double, suivant la formule de Serre d'Uzès, c'est-à-dire à la dose d'un kilogramme, en quarante-huit heures ; on étend une couche d'onguent de deux lignes d'épaisseur; deux heures après, deuxième couche sans enlever la première, jusqu'à ce que la dose soit épuisée. Il est préférable d'agir suivant le procédé ordinaire ; on frotte le ventre, toutes les six ou sept heures, avec 30 grammes de pommade belladonée, et on le recouvre ensuite d'un large cataplasme de farine de lin, chaud, qu'on arrose de quelques gouttes de laudanum.

Les vésicatoires sont tout à fait inutiles au début. Ils ne trouvent leur indication que dans la deuxième période, dans l'évolution lente de l'ovarite ayant pris une marche subaiguë. Alors, une série de vésicatoires volants, des badigeonnages de teinture d'iode sur l'abdomen répétés tous les trois ou quatre jours, peuvent servir comme moyens locaux. M. Gallard et M. Courty conseillent les cautères, qu'ils regardent comme préférables, et de beaucoup, à ces badigeonnages et aux vésicatoires volants. Les pommades à l'iodure de plomb et à l'iodure de potassium n'ont qu'une action illusoire.

A ce moment, on doit continuer l'usage des bains de siége, et recourir aux douches froides quand tout état congestif aura disparu. Contre la douleur, on emploiera les lavements amidonnés avec 15 à 20 gouttes de laudanum, les injections hypodermiques de chlorhydrate de morphine. Aran avait l'habitude de verser une certaine quantité de laudanum dans le vagin, préalablement dilaté par le speculum, et d'y projeter ensuite de l'amidon, de façon à faire un magma qu'il laissait en place pendant vingt-quatre heures.

Si l'ovarite marche vers la suppuration, on ne peut en général que laisser faire la nature. Certains médecins conseillent mêmes de ne jamais intervenir. Pourtant, si l'abcès vient faire saillie vers le vagin, le rectum ou la paroi abdominale, si la fluctuation est nettement sentie, on ne doit pas hésiter à l'ouvrir soit avec un trocart, soit avec le bistouri, suivant que l'abcès est plus ou moins accessible. On pourra ensuite faire dans le foyer des injections détersives ou légèrement irritantes.

Les eaux minérales sont extrêmement utiles dans le traitement d'une maladie aussi longue et aussi tenace. Les eaux alcalines et les eaux bromurées ou iodurées peuvent avoir une action résolutive directe. Cependant, M. Gallard ne conseille pas les eaux de Vichy qui, toutefois, produiraient de très-bons effets, si on se contentait de les employer en bains ou en douches. Mais les malades veulent boire les eaux, et même celles des sources qui contiennent du fer : aussi leur action altérante est-elle fort préjudiciable à ces organismes débilités. Voilà pourquoi il est préférable de diriger les malades atteintes d'ovarite vers Plombières, Salins, Balaruc, Pougues ou Néris. (Gallard.)

Au point de vue de la santé générale, on peut encore avoir recours aux eaux sulfureuses ou même aux bains de mer, à un séjour à la campagne, dans un pays sain, bien aéré et un peu boisé, où le soleil puisse être facilement supporté où les promenades soient agréables et commodes.

Enfin, si la maladie passe définitivement à la chronicité, c'est alors que l'hygiène doit surtout prendre une grande place dans le traitement, nous n'insisterons pas sur ce point qui n'entre pas dans notre cadre. Le repos physique, le calme aussi complet que possible du système génital, sont les premières règles à observer. M. Gallard se demande pourtant si, dans certains cas, la copulation, quand elle est suivie de conception, ne serait pas un excellent résolutif, en soustrayant l'ovaire à la congestion périodique des règles, et en le plaçant dans le repos absolu de l'ovulation dont il jouit pendant les neuf mois de la grossesse. Bischoff a établi, en effet que, chez les femmes enceintes, à partir du quatrième ou du cinquième mois de la gestation, l'ovaire est « petit, sec, pâle, raccorni, contenant peu de sang, » c'est-à-dire dans un état complètement opposé à celui qui marque le premier degré de l'inflammation. Poursuivant cette idée, M. Gallard pense même que l'on doit recommander le mariage, quand chez une jeune fille, on voit se produire à chaque époque menstruelle une congestion exagérée qui peut faire soupçonner une ovarite imminente ; et cela pour cette double raison que la jeune fille est encore apte à la fécondation et qu'elle ne le sera plus si on laisse la maladie faire des progrès, et que, si cette fécondation est obtenue, elle assurera, par un repos de neuf mois, la guérison probablement définitive de l'ovarite en voie d'évolution.

Paris. — Parent, imprimeur de la Faculté de Médecine, rue M^r-le-Prince, 3ª.